Asmus Finzen

# Normalität

## Die ungezähmte Kategorie in Psychiatrie und Gesellschaft

Psychiatrie Verlag

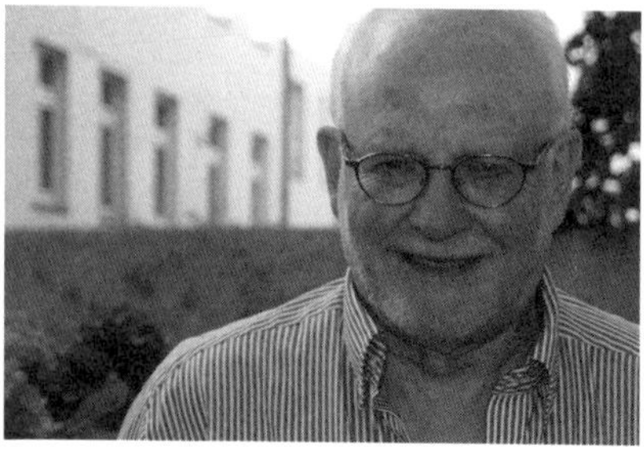

**Prof. Dr. Asmus Finzen** ist Psychiater, Soziologe und Publizist. Er hat psychiatrische Kliniken geleitet, war ein Pionier der Tageskliniken, hat an der Psychiatrieenquete mitgearbeitet und anschließend ein psychiatrisches Krankenhaus reformiert.

Asmus Finzen

# Normalität

## Die ungezähmte Kategorie in Psychiatrie und Gesellschaft

Zur Sache: Psychiatrie

Asmus Finzen

Normalität. Die ungezähmte Kategorie in Psychiatrie und Gesellschaft

Zur Sache: Psychiatrie

1. Auflage 2018

ISBN Print 978-3-88414-939-3

ISBN PDF 978-3-88414-942-3

ISBN ePub 978-3-88414-948-5

Bibliografische Information der Deutschen Nationalbibliothek

Die Deutsche Nationalbibliothek verzeichnet diese Publikation in der Deutschen Nationalbibliografie; detaillierte bibliografische Daten sind im Internet über http://dnb.d-nb.de abrufbar.



Umschlagkonzeption und -gestaltung: studio goe, Düsseldorf

Lektorat: Uwe Britten, Eisenach

Typografiekonzeption und Satz: Iga Bielejec, Nierstein

Druck und Bindung: MedienHaus Plump GmbH, Rheinbreitbach

# Vorwort

Das Normale hat kein gutes Image. Es gilt als langweilig. Das Außergewöhnliche, das Bizarre, kurz: das Nichtnormale beherrscht den Diskurs. Die Medien als Repräsentanten der Öffentlichkeit sind voll davon. Wohlverhalten ist keine Meldung wert, Verbrechen schon – selbst wenn es sich auf der anderen Seite der Erde zuträgt. Der Journalistenkalauer: »Hund beißt Mann« ist für den Papierkorb, »Mann beißt Hund« schafft es in überregionale Medien. Das für den Betroffenen tragische Ereignis, dass eine Wildsau einen Jäger erlegt hat, schaffte es in die Abendnachrichten des Fernsehens. Niemand weint den ungezählten erlegten Wildschweinen des letzten Winters auch nur eine Träne nach. Das ist ein triviales Beispiel, aber es zeigt, wie verzerrt unsere Wahrnehmung der Wirklichkeit oft ist.

Was also ist »das Normale« eigentlich? Legen wir uns damit vielleicht eine Wahrnehmungsschablone zu, die völlig hohl und leer ist? Oder anders: Führt die Kategorie des Normalen vielleicht dazu, dass wir das Vielfältige darin nicht mehr wahrnehmen? Reduzieren wir etwas auf eine diffuse Formel, um vieles *Mögliche* als Abseitiges diffamieren und es anschließend als »behandlungsbedürftig« erklären zu können? Die Gefahr ist groß, denn bei psychischen Erkrankungen fehlt uns jene Objektivität, auf die sich die somatischen Fächer zumindest meistens beziehen können.

Für den Bestsellerautor und Psychiater Manfred LÜTZ ist das Normale verdächtig. Im Untertitel seines hunderttausendfach verkauften Buches *Irre* von 2009 meint er: »Wir behandeln die Falschen. Unser Problem sind die Normalen.« Das ist natürlich Unsinn. Und es ist übergriffig. Psychiater sind allenfalls Experten für das Unnormale, das Pathologische, das Kranke. Vom Normalen haben sie von ihrer Profession her keine Ahnung, wenngleich gesagt werden muss – und auch darum soll es in diesem Buch gehen –, dass sich Normalitätsvorstellungen bei psychischen Auffälligkeiten erschreckend oft in unsere fachlichen Wahrnehmungen mischen.

Lützs Kollege, der amerikanische Psychiater und Bestsellerautor Allen Frances (2013) ruft im amerikanischen Originaltitel seines Buches – *Saving Normal* – dazu auf, das Normale zu retten. Auch das ist übergriffig. Wir Psychiater sind, Trüffelschweinen vergleichbar, auf der Suche nach psychisch gestörtem Verhalten zur Selbstdisziplinierung aufgerufen. *Damit* haben wir viel zu tun. Wir können uns auch in den gesellschaftlichen Diskurs über das Normale einmischen, aber eben nicht als Psychiater, so reizvoll das manchmal auch sein mag.

Wenn überhaupt, sind wir Experten für das Nichtnormale, das Auffällige, das Krankhafte. Das Normale erkennen wir allenfalls durch Ausschluss von etwas Nichtnormalem – wie alle Ärzte. Wenn wir bei unserer ärztlichen Untersuchung auf etwas Normales stoßen, reden wir von einem negativen Befund, abgekürzt protokollieren wir »o. B.« für »ohne Befund«. Das ist entlarvend. Wenn wir aber etwas Krankes, etwas Nichtnormales gefunden haben, sprechen wir von einem positiven Befund. Im üblichen Sprachgebrauch steht »positiv« für etwas Gutes, für etwas, das unter einem positiven Vorzeichen steht. Wenn der Arzt von einem positiven Befund spricht, glaubt der Patient deshalb in aller Naivität an eine positive Botschaft. Aber dahinter verbirgt sich nicht ganz selten eine Diagnose, die geeignet ist, ihn aus der Bahn zu werfen.

Der vorliegende Text stellt meinen Versuch dar, alles dies zu reflektieren. Ich versuche das, obwohl ich als Psychiater vor allem Experte für das Nichtnormale bin. Und weil das so ist, wähle ich den Zugang zu unserem Problem auf dem Weg über meine professionelle Sichtweise als Arzt und Psychiater. Dabei mag die wichtigste Grundregel unseres Berufs hilfreich sein: Wir brauchen einen Anlass, einen Grund, um tätig zu werden. Wir dürfen nicht herumlaufen und Menschen, mit denen wir in Kontakt treten, über die wir lesen oder die wir über das Fernsehen wahrnehmen, nicht diagnostizieren oder klassifizieren. Das ist ein berufsethisches Gebot, das für uns Psychiater noch rigoroser gilt als etwa für den Hausarzt oder den Internisten. Das hilft bei einer offenen Weltwahrnehmung. Denn unsere beruflichen Kategorien sind Konstruktionen, sind Versuche, die Vielfalt menschlichen Verhaltens zu ordnen und überschaubar zu machen.

Ich versuche, mich dem Normalen auf scheinbar paradoxe Weise zu nähern: indem ich diese Konstruktionen der Psychiatrie nutze, um die Grenzen gestörten Verhaltens zu erkunden. Dabei wird rasch klar, dass wir es mit einem System der Bewertung und des Ermessens zu tun haben, gelegentlich unvermeidbar auch mit Willkür. Eindeutigkeit gibt es dabei nur, wenn eine Verhaltensabweichung durch eine schwere psychische Störung bedingt ist. Das ist der Ort für Diagnostik und Klassifikation. Man mag dem entgegenhalten, dass von Objektivität auch dann nicht die Rede sein kann, aber die psychiatrische Diagnostik und Kategorisierung menschlichen Verhaltens wird durch die Systematik psychiatrischer Befunderhebung und Diagnostik nachvollziehbar und transparent. Solche Transparenz fehlt in den meisten anderen gesellschaftlichen Bereichen, wenn es um Normalität und Nichtnormalität geht.

Das überraschendste Ergebnis meines Ansatzes ist die Erkenntnis, dass wir es bei den meisten Menschen, denen wir eine sogenannte psychische Störung attestieren, mit ganz normalem Verhalten zu tun haben. Eine erschreckende Erkenntnis?

# Einführung

Im Umgang mit anderen Menschen verlassen wir uns darauf, dass unsere Kommunikationspartner sich »normal« verhalten. Dass wir das können, ist eine Grundvoraussetzung menschlichen Zusammenlebens. Nur wenn das Verhalten und die Reaktionen der Menschen, mit denen wir zu tun haben, berechenbar sind, ist geordnetes soziales Leben möglich. Wenn das nicht der Fall ist, entsteht Chaos. Das bedeutet nicht, dass wir unseren Kommunikationspartner in jedem Fall im ersten Anlauf verstehen müssen. Es bedeutet auch nicht, dass er unsere Erwartungen an ihn in jedem Fall erfüllt. Es bedeutet aber, dass es normalpsychologische Erklärungen dafür geben muss, wenn das nicht der Fall ist. Das kann beispielsweise seine soziale und kulturelle Herkunft sein, seine Gesinnung, seine ideologische Orientierung, sein mangelndes Sprachverständnis, sein Unwille, sich an die geltenden Regeln zu halten, oder seine Persönlichkeit.

Wenn wir den anderen trotz Berücksichtigung seines Hintergrundes und bei redlichem Bemühen nicht verstehen, geraten wir in Schwierigkeiten, sind wir ratlos. Dann nehmen wir zu Erklärungsmodellen Zuflucht, die jenseits des »Normalen« liegen. Dafür bieten sich Vorurteile an, etwa: »typisch Unterschicht«, »typisch Italiener«, »typisch Politiker« oder auch nur »typisch Mercedes-Fahrer«. Wenn das nicht reicht, ist es nicht weit bis zu der Reaktion: »Der ist ja nicht normal!« Oder in der nächsten Stufe: »Der ist ja verrückt!« Damit begeben wir uns aufs kommunikative Glatteis, denn die Klassifikation des Verhaltens anderer Menschen als »nicht normal« oder gar als »verrückt« ist das Ende jeglicher konstruktiven Auseinandersetzung. Dann bleibt nur die Distanzierung, schlimmstenfalls der Ausschluss aus der Bezugsgruppe oder gar aus der Gesellschaft. Das aber ist in mehrfacher Hinsicht problematisch.

Zum einen ist ein solcher Wechsel der Kommunikationsebenen allzu oft nur eine andere Form des Vorurteils. Zum anderen sind »normal« und »nicht normal« ungenaue Begriffe. Sie stehen jeweils für »nachvollziehbar« oder für »unverständlich«. Sie stehen aber auch für »seelisch gesund« oder für »psychisch krank«. Damit werden sie in ihrer Negativform zu Problemwörtern. Sie eignen sich bestens zur Beschimpfung, zur Abwertung, zur Diffamierung und in ihren Steigerungsformen zur Abqualifizierung als »geisteskrank«, eben als verrückt.

## Diffuse Begrifflichkeiten: normal, merkwürdig, krank

Nun geschehen in unserem Alltag viele Dinge, die uns auf den ersten Blick als »nicht normal«, die uns als merkwürdig, ja »verrückt« erscheinen. Es kommt natürlich auch vor, dass wir mit Menschen zu tun haben, die in der Tat psychisch krank sind. Aber wenn wir ihnen begegnen, ist unsere erste Reaktion meist keineswegs das Aha-Erlebnis: »Ach ja, ist ja klar.« Im Gegenteil, wir »normalisieren« zunächst einmal. Wir interpretieren das Verhalten des Kranken in normalpsychologischen Kategorien, bis das irgendwann, oft nach Monaten oder Jahren, nicht mehr geht. Wir tun das, eben weil unser soziales Zusammenleben darauf beruht, dass wir uns auf die »Normalität« unseres Gegenübers verlassen können – und wollen.

Die Zeichen einer psychischen Erkrankung sind für den Laien meist kaum erkennbar. Selbst Fachleute denken in ihrem Privatleben auch bei deutlichen Symptomen erst dann an eine Krankheit, wenn die sozialen Umstände es ihnen erlauben (oder verlangen), mit diagnostischem Blick an jemanden heranzutreten (Goffman 1971, S. 151). Außerhalb des medizinischen Rahmens muss schon viel passieren, bis eine solche Situation eintritt.

Stattdessen neigen wir dazu, Menschen für nicht normal, für gestört, ja für krank zu halten, wenn uns das, was sie tun, zugleich unverständlich und verabscheuungswürdig erscheint. Aber Jugendliche, die in der U-Bahn ohne Anlass Rentner zusammenschlagen, oder Hooligans, die Konzerthallen oder Sportstadien kurz und klein schlagen, sind nicht krank. Sie mögen angetrunken sein. Aber das ist etwas anderes: Nein, sie sind böse, aber sie sind normal.

Generäle, die in Bürgerkriegen ihre Landsleute abschlachten lassen, oder in ethnischen Konflikten zu Massenmördern werden, sind ebenso wenig krank wie es die Nazi-Schergen waren, die hinter der Front oder in Lagern millionenfach gemordet haben. Sie waren normal – »ganz normale Männer«, wie ein Buchtitel von Christopher BROWNING (1993) lautet.

Wenn ein besonders brutales und abstoßendes Verbrechen geschieht, lesen wir immer wieder in der Presse von einem »irren« Täter. Aber wenn die Tat aufgeklärt wird, stellt sich oft heraus, dass es sich um einen »normalen« Täter mit nachvollziehbaren Motiven gehandelt hat. Es scheint fast so, als müssten die sogenannten Normalen einen Abstand zwischen sich und barbarischen, für sie unverständlichen Verbrechen herstellen, weil sie die Vorstellung nicht aushalten, dass so etwas unter bestimmten Voraussetzungen von vielen von uns selbst begangen werden könnte.

Aber so einfach ist das nicht: Allenfalls drei von hundert schweren Straftaten werden wegen schwerer psychischer Krankheiten begangen; bei leichteren Delikten sind es noch weniger. Das muss nicht bedeuten, dass die anderen Täter seelisch gesund sind, aber sie sind auch nicht krank. Zwischen Gesundheit und Krankheit gibt es ein breites Band von Störungen der Befindlichkeit und der Persönlichkeit, ohne dass diese im medizinischen oder juristischen Sinn »Krankheitswert« haben oder gar zur Schuldunfähigkeit wegen psychischer Krankheit führen. Oft bedarf es eines komplexen Sachverständigengutachtens, um zu klären, ob eine schwerwiegende psychische Krankheit vorliegt, die die Einsichts- oder die Steuerungsfähigkeit im Tatzusammenhang beeinträchtigt hat, oder nicht. Meistens wird eine solche ausgeschlossen.

Das hindert manche Medien nicht daran, beim nächsten schlimmen, scheinbar unverständlichen Verbrechen erneut den »geisteskranken Täter« zu bemühen. Schließlich verlangen ihre Leser ein einfaches und plausibles Erklärungsmodell. Die Vorstellung vom nicht normalen, vom »verrückten« Verbrecher ist dazu bestens geeignet.

## Negative Bewertungen

Es mag auffallen, dass die Worte »nicht normal« und »verrückt« durchgehend negative Bewertungen implizieren. Das muss aber nicht so sein. Man kann auch »verrückt vor Freude« sein oder übermäßig heiter und freundlich. Das wäre dann unter Umständen nicht normal, aber in diesem Zusammenhang scheint das keine Rolle zu spielen. Verhalten, das nicht normal ist, ist fast immer unverständliches, aggressives oder kriminelles Verhalten, nicht zugewandtes oder nicht menschenfreundliches Gebaren. Deshalb ist es wenig erstaunlich, dass das mit einer psychischen Krankheit assoziierte »nicht normale« Verhalten ebenfalls einer negativen sozialen Bewertung unterliegt. Da solches Verhalten in der Realität selbst von nahen Angehörigen und Freunden *vor* einer psychiatrischen Diagnose in der Regel nicht erkannt wird, lässt sich das nur als Vorurteil erklären, als Vorurteil allerdings, das allzu oft zu Diskriminierung und Stigmatisierung führt.

Unter diesem Aspekt müssen wir der Frage nach der Normalität noch einmal nachgehen. Zum einen gilt die soziale Unterstellung, dass die Menschen, mit denen wir es zu tun haben, normal sind – wie bereits betont: eine Grundvoraussetzung für das soziale Zusammenleben. Zum anderen gibt es Situationen, in denen wir das Verhalten anderer Menschen so wenig verstehen, dass es uns schwerfällt, es für normal zu halten, und es uns deshalb als nicht normal erscheint.

Dabei ist es ein Kurzschluss, abnormes und »verrücktes« Verhalten gleichzusetzen. Der Begriff des Normalen als soziale Kategorie ist sehr viel breiter angelegt. Er bezieht sich nicht allein auf seelische Gesundheit. Nicht normal zu sein, ist entsprechend auch nicht gleichbedeutend mit mangelnder seelischer Gesundheit beziehungsweise mit psychischer Krankheit. Dass wir diese Gleichsetzung dennoch vollziehen, hängt damit zusammen, dass andere Formen nicht normalen Verhaltens uns weniger unverständlich erscheinen als »psychisch krankes« Verhalten. Wir können mehr und auch Konkreteres damit anfangen – und wir benennen es entsprechend anders: Ein Dieb ist ein Dieb; ein Heiratsschwindler ist ein Betrüger und so fort.

Allerdings enthalten solche Überlegungen ein Paradox, denn unsere Gleichsetzung von Anomalität, Verrücktheit und psychischer Krankheit erfolgt aufgrund eines kategorialen Missverständnisses. Sie erfolgt auf der Grundlage unserer Vorstellung davon, was psychosoziale Anomalität ist, und nicht aufgrund konkret vorliegender Symptome und Zeichen psychischer Störungen. Wir konstruieren eine solche Anomalität nicht, weil sie wirklich vorhanden ist, sondern weil wir sie zur Erklärung für ein Problem des Zusammenlebens benötigen, das wir anders nicht verstehen und nicht bewältigen zu können glauben.

Damit stehen wir vor einem Dilemma: Wir sind einerseits mit einer Fantasie konfrontiert, mit einem virtuellen Bild von psychischer Krankheit, das mit der Wirklichkeit nichts oder fast nichts zu tun hat, das in den Augen des Betrachters aber dennoch real ist. Und andererseits haben wir es gelegentlich mit realer psychischer Krankheit zu tun, was die Beteiligten aber nicht als solche wahrnehmen oder erkennen (können).

# Alles relativ – Normen und Erwartungen

Die klassische Sozialpsychologie (Hofstätter 1959) unterscheidet ein abgestuftes System sozialer Regeln – sozialer Normen –, die ein unterschiedliches Maß an Verbindlichkeit haben und bei Verletzungen entsprechend abgestufte Sanktionen nach sich ziehen:

- individuelle Freizügigkeit,
- Moden,
- Konventionen, Sitten und Gebräuche,
- tabuiertes Verhalten wie
- kriminell und
- krankhaft,
- unumstößliche Selbstverständlichkeiten.

Im Rahmen des jeweils geltenden Regelsystems kann man ein unbeschwertes Leben führen, wenn man es beachtet. Tatsächlich fällt es den meisten Menschen nicht schwer, die vorgegebenen Regeln einzuhalten. Wenn sie sozial angepasst sind, fühlen sie sich frei. Sie nutzen den Spielraum ihrer individuellen Freizügigkeit mit Umsicht. Sie freuen sich am Modischen, an den Strömungen des Zeitgeistes. Konventionen, Sitten und Gebräuche engen sie nicht ein. Sie empfinden sie eher als Orientierungshilfen. Sie vermeiden Gesetzesverletzungen, besonders aber jenes Verhalten, das von anderen als krankhaft, als nicht normal empfunden werden könnte. Sie halten das, was in ihrem Rahmen als selbstverständlich gilt, schon deshalb nicht für einengend, weil sie sich damit identifizieren. Wer die in seinem Umfeld geltenden Regeln für so plausibel hält, dass er sie nicht einmal reflektieren muss, ist subjektiv ein freier Mensch. Er käme nicht im Traum auf den Gedanken, etwas anderes zu tun, als er darf.

Eine solche Übereinstimmung von Regeln, tatsächlichem Verhalten und subjektivem Empfinden ist ein Merkmal traditionaler Gesellschaften, in denen sich sozialer Wandel eher in Jahrhunderten als in Jahrzehnten vollzieht. Die scheinbare Idylle täuscht allerdings, denn der Toleranzspielraum solcher Gesellschaften ist gering. Die Menschen halten sich an die vorgegebenen Regeln, weil sie das nicht anders kennen, aber wenn sie davon abweichen, sind die Sanktionen oft drakonisch. Individuelle Freizügigkeit in unserem Sinne gibt es ebenso wenig wie wechselnde Moden. Wo sich über lange Zeit nichts verändert, werden Konventionen, Sitten und Gebräuche zu Selbstverständlichkeiten. Und wer diese infrage stellt, rührt an sozialen Tabus. Wir würden heute von Dissidententum sprechen, sofern das bewusst geschieht. Totalitäre Gesellschaften sind ähnlich rigoros, nur dass sie die Einhaltung der von ihnen geschaffenen Regeln erzwingen.

Die traditionale Gesellschaft unterscheidet meist nicht einmal zwischen krankhaftem – nicht normalem – und kriminellem Verhalten. Als verbrecherisch gelten dann beide. Erst im Mittelalter finden sich Ansätze zur Differenzierung zwischen gemeinen Verbrechern und Hexen – mit eher zweifelhaften Folgen für die Betroffenen.

Was selbstverständlich ist, was als Mode angesehen wird, was den Regeln der Konvention und der Sitte unterworfen und was tabuisiert ist, das alles folgt nicht Naturgesetzen. Es variiert von Kultur zu Kultur. Je schneller eine Gesellschaft sich verändert, je vielfältiger – multikultureller – und je nivellierter sie ist, desto breiter sind die Bereiche der individuellen Freizügigkeit und der Mode, desto weniger verbindlich sind Konventionen, Sitten und Gebräuche, desto mehr scheinbare Selbstverständlichkeiten werden infrage gestellt. Allerdings lösen solche Entwicklungen bei einem Teil der Mitglieder Ängste aus: etwa vor dem Zerfall von Kultur und Gesellschaft, vor Regellosigkeit, vor »Überfremdung« oder vor »dunklen Mächten«, die im Hintergrund ihre Fäden spinnen. Solche Ängste führen zu Gegenreaktionen, zu

Forderungen nach der Rückkehr zu den alten Werten oder etwa zu einer »deutschen Leitkultur«. Aber kulturelle Entwicklungen lassen sich kaum zurückdrehen. Die Folge ist der Ruf nach gesetzlichen Regelungen oder »härteren« Strafen – mit dem scheinbar paradoxen Ergebnis, dass die Zonen tabuierten Verhaltens in der freizügigen Gesellschaft ausgeweitet werden können. Das betrifft sowohl die Kriminalisierung bestimmter Verhaltensweisen wie die Definition von normalem und nicht normalem Verhalten.

Bei uns in Mitteleuropa sind die sozialen Spielräume an sich recht breit. Die Entwicklung dahin begann im Zeitalter der Aufklärung und kulminierte nach zahlreichen Rückschlägen vorerst in den »permissiven« Siebziger- und Achtzigerjahren des vergangenen Jahrhunderts. Unsere Zeit ist gekennzeichnet durch weitgehende Individualisierung, rasch wechselnden Moden, Nivellierung von Konventionen, Sitten und Gebräuchen bis zur Unkenntlichkeit und Infragestellung zahlreicher kultureller Selbstverständlichkeiten innerhalb der pluralistischen »multikulturellen Gesellschaft«. Scheinbar können wir heute tun und lassen, was wir wollen. Aber das stimmt nicht.

## Gegenreaktionen

Seit Mitte der Achtzigerjahre sind gesetzliche, auch strafrechtliche Regelungsversuche sozialer Konflikte ausgeufert. Zur Begründung halten Sicherheitsaspekte ebenso her wie der Kampf gegen die »Ausländer-« oder die Jugendkriminalität. Das schlägt sich unter anderem darin nieder, dass die Zahl der angezeigten Bagatelldelikte, die noch vor dreißig Jahren ohne Polizei und ohne Gericht aus der Welt geschafft worden wären, geradezu explodiert ist. Die amtliche Polizeistatistik bildet das in schöner Regelmäßigkeit ab. Die beeindruckenden Zahlen lassen uns übersehen, dass die Häufigkeit tödlicher Gewalttaten in den vergangenen Jahrzehnten zurückgegangen ist.

Gravierender ist die Tatsache, dass sich die Zahl der Gefängnisinsassen im gleichen Zeitraum etwa in den USA vervielfacht hat. Bei uns hält sich die Zunahme in Grenzen, vor allem weil seither vermehrt Bewährungsstrafen und Geldstrafen ausgesprochen werden – aber auch, weil die Justiz vor bestimmten Delikten kapituliert, etwa Kaufhausdiebstählen oder »Fahrgelderschleichung«.

In diesem Zeitraum hat sich bei uns aber die Zahl psychisch kranker Rechtsbrecher in besonderen Einrichtungen vervielfacht, ohne dass sich die Zahl psychisch kranker Menschen, die Straftaten begehen, erkennbar vermehrt hat! Lediglich die *Bewertung* hat sich verändert. Auch das ist ein Zeichen erhöhter Sicherheitsbedürfnisse in Zeiten gesellschaftlicher Pluralität.

## Zunehmende Bereitschaft zur Psychopathologisierung

Zugleich hat sich die Bereitschaft zur Psychopathologisierung von nicht kriminellem abweichenden Verhalten ausgeweitet. Die soziale Selbstverständlichkeit, dass auch exzentrisches oder gar merkwürdiges Verhalten normalpsychologisch zu interpretieren ist, solange es keine guten Gründe gibt, an der Normalität des Handelnden zu zweifeln, ist ins Wanken geraten. Die Bereitschaft, Reaktionen von anderen als »nicht normal« einzustufen, hat ebenso zugenommen, wie die Vervielfachung psychiatrischer Diagnosen während der vergangenen fünf Jahrzehnte von 26 auf über 400 (von DSM-II bis DSM-5) zeigt. Dazu passt, dass Psychiatrie und klinische Psychologie jeden Dritten bis Vierten von uns übers Jahr hinweg als behandlungsbedürftig oder psychisch gestört beziehungsweise krank ansehen – und zwar ohne gleichzeitig klarzustellen, dass bei vier Fünfteln dieser angeblich gestörten Menschen kaum Zweifel an deren sozialer beziehungsweise sozialpsychologischer Normalität bestehen.

Das aber ist notwendig. Frederick C. Redlich (1957/1967), einer der Pioniere der amerikanischen Sozialpsychiatrie, hebt schon vor mehr als fünfzig Jahren in einem immer noch lesenswerten Aufsatz über den »Gesundheitsbegriff in der Psychiatrie« hervor, dass die Begriffe »normal« und »gesund« in der klinischen Medizin austauschbar verwendet werden. Der Begriff der Normalität ist also besetzt, und zwar von Fachleuten wie von der Öffentlichkeit. Wer normal ist, ist gesund. Und normal ist, wer ein angepasstes soziales Leben führt. Diese Gleichsetzung wird erst in der Umkehrung zum Problem: Wer sich nicht normal verhält, ist nicht normal, folglich ist er nicht gesund. Er ist psychisch gestört, ist verrückt, ist geisteskrank. Die beiden letzten Begriffe werden in der Fachwelt längst nicht mehr verwendet, weil sie abwertend sind, im öffentlichen Bewusstsein aber wirken sie unverändert fort.

## Das Dilemma

Damit stehen wir in dem Dilemma, dass unsere soziale Wahrnehmung gleichsam in eine Falle tappt: Immer dann, wenn wir abweichendes Verhalten als »nicht normal« empfinden und es Dritten gegenüber äußern, befinden wir uns – im Grunde illegitimerweise – in der psychiatrischen Wahrnehmung, und zwar unabhängig davon, ob es dabei um individuelle Freizügigkeit, um Moden, Sitten oder Gebräuche, kulturelle Selbstverständlichkeiten, Kriminalität oder Krankheit geht – und das, obwohl die meisten Menschen kaum etwas von Psychiatrie und Psychopathologie verstehen.

Wenn wir uns diese sozialen Felder einmal näher ansehen, wird uns bald klar, dass es die Komplexität der modernen Gesellschaft ist, die es uns oft erschwert, uns zu orientieren und uns den Erwartungen anderer entsprechend – also letzten Endes normal – zu verhalten. Die scheinbar permissive Gesellschaft ist voller Widersprüche. Das hohe

Maß an individueller Freizügigkeit, die sie gewährt, besteht vor allem darin, dass wir frei sind, uns einer Vielzahl größerer und kleinerer sozialer Gruppierungen und Gemeinschaften anzuschließen. Diese sind nur zum Teil durch das gleiche Maß an Unverbindlichkeit charakterisiert wie die Gesamtgesellschaft. Viele von ihnen, vor allem solche religiöser und ideologischer Prägung, zeichnen sich durch rigorose Normen- und Erwartungssysteme aus.

Manche von ihnen, etwa die Hell's Angels, aber nicht nur diese, haben fast totalitäre Strukturen. Es scheint, als sei der Fundamentalismus das Gegenstück zur Permissivität. Daraus erwächst ein Spannungsfeld, das nicht nur den Boden für massive soziale Konflikte bereitet, sondern auch ein erhebliches Gewaltpotenzial enthält. Mit anderen Worten: Auch in unserer angeblich so freizügigen Kultur der Gegenwart setzen unsere Gruppenzugehörigkeiten engere Grenzen als die Gesamtgesellschaft – sei es die Familie, die Jugendgruppe, der Betrieb, die Partei oder die ethnische Zugehörigkeit. Die unterschiedlichen Erwartungen, mit denen wir dabei konfrontiert werden, sind so widersprüchlich, dass wir darüber sehr wohl »irre« werden können.

## Regeln der Mode

Wer sich nicht an die vorgegebenen Regeln der Mode – nicht nur der Kleidermode – hält, muss heutzutage allenfalls mit einem Stirnrunzeln oder einer leichten Missbilligung rechnen. Zu vielfältig sind die sozial gebilligten Varianten. In Kirchen sollte man die Schultern bedecken und lange Hosen anziehen. Bei bestimmten Festlichkeiten wird entsprechende Kleidung verlangt. Manche – immer weniger – Arbeitgeber schreiben vor, wie man sich bei der Arbeit zu kleiden hat. Aber im Großen und Ganzen werden die Regeln eher locker gehandhabt. Das war vor fünfzig Jahren ganz anders. Damals herrschte beispielsweise an Mädchenschulen ein striktes Hosenverbot, herrschte in Gymnasien ab der 10. Klasse Krawattenzwang für Jungen, wurde man nur in schwarzem Anzug oder entsprechendem Kleid zum Abitur oder zum Staatsexamen zugelassen.

Damals galt die grellbunte Kleidung einer Dame aus sogenannten besseren Kreisen, gekrönt von einem breitkrempigen Hut in knalliger Farbe, als anomal, ja als Aufforderung, nachzuforschen, ob hier nicht eine Manie vorliege. Ähnliches galt bei offen zur Schau getragenen Tätowierungen oder gar bei Piercings.

Man kann auch heute noch »falsch angezogen« sein, aber meist ist das eher unangenehm, als dass es soziale Konsequenzen hat. Das gilt allerdings nicht bei der Zugehörigkeit etwa zu Gothic-, Punker- oder Skinhead-Gruppierungen – und zwar in beide Richtungen. Im Übrigen dürfen wir nicht übersehen, dass viele muslimische Frauen auch bei uns strengen Kleidervorschriften unterliegen, die dann allerdings weniger mit Moden als mit Konventionen ihrer Ursprungskultur zu tun haben. Wir sollten uns bewusst sein, dass Verstöße dagegen in manchen ihrer Ursprungsländer als Gesetzesverstöße gelten und zum Teil drakonische Strafen nach sich ziehen. Das Kopftuchverbot im öffentlichen Dienst zeigt allerdings, dass der intolerante Umgang damit kein Privileg ihrer Herkunftsländer ist.

## Bewertung sozialen Verhaltens relativ

An diesem letzten Beispiel sieht man, dass die Bewertung sozialer Verhaltensweisen relativ ist. Was in unserer Kultur eine Angelegenheit der Mode oder deren Missachtung ist, kann anderswo eine Frage höherer Sittlichkeit sein oder gar der Einhaltung beziehungsweise Verletzung von Sittengesetzen. Noch deutlicher als bei der Mode wird das bei sexuellen Beziehungen vor und außerhalb der Ehe. Bei uns sind sexuelle Beziehungen unter Jugendlichen üblich. Sie gelten als »normal«. Ebenso normal ist es, dass unverheiratete junge Paare eine gemeinsame Wohnung beziehen. In den Fünfzigerjahren mögen sie zwar auch üblich gewesen sein, aber sie wurden tunlichst verheimlicht, weil sie sozial missbilligt wurden. Unverheiratet zusammenzuwohnen war damals strafbar. Der sogenannte Kuppelei-Paragraf bedrohte auch die Vermieter. In Zürich beispielsweise bestand das »Konkubinatsverbot« bis in die Siebzigerjahre hinein. Und die nicht eheliche Schwangerschaft führte fast selbstverständlich zur Heirat, zur »Muss-Ehe«. Wenn der Vater sich dieser entzog, waren massive Sanktionen die Folge. Solches Handeln war aus damaliger Sicht einfach nicht normal. Es war ein sicheres Zeichen von schlechtem Charakter. Dass alles dies kaum zwei Generationen zurückliegt, sollten wir zumindest nicht ganz vergessen, wenn wir uns damit auseinandersetzen, dass in anderen Kulturen aus verletzter Familienehre gemordet wird, oder wenn nicht eheliche sexuelle Beziehungen mit Steinigung geahndet werden.

Der gesellschaftliche Umgang mit der Homosexualität ist ein weiteres Beispiel. In der klassischen Antike war sie eine akzeptierte Lebensform. Im christlichen Mittelalter war sie eine todeswürdige Abnormität, in der Neuzeit ein anrüchiges Verbrechen. Wurde sie bekannt, war das gleichbedeutend mit dem Ende der bürgerlichen Existenz der Betroffenen. In der Psychiatrie der Vereinigten Staaten galt sie bis zur Einführung des DSM III (1980) als psychische Krankheit. Heute ist die gleichgeschlechtliche Lebensform rechtlich akzeptiert. Das bedeutet aber nicht, dass es keine Vorbehalte und Vorurteile mehr gibt – auch von jenen, die ihre Normalität nicht anzweifeln.

## *Schussbemerkung*

Gegenstand dieses Buches sind Normalität, seelische Gesundheit und psychische Krankheit in der modernen Gesellschaft. Weil Normalität und Gesundheit, insbesondere psychische Gesundheit, in unserer Sprache austauschbare Begriffe sind, war es notwendig, die soziale

Seite des Normalitätsbegriffes genauer zu betrachten. Dabei hat sich gezeigt, dass vor allem die Negativfärbung des Wortes »Normalität«, also Unnormalität, Probleme aufwirft. Verhalten, das als nicht normal angesehen wird, wird bei uns ohne weitere Reflexion mit psychisch gestört, verrückt, irre oder geisteskrank in Verbindung gebracht. Die soziologische Analyse zeigt nicht zuletzt, dass die vielfältigen anderen Formen abweichenden Verhaltens, die ebenfalls nicht der Norm entsprechen, von den handelnden Personen differenzierter wahrgenommen und verstanden werden können, als es bei psychischen Störungen geschieht.

Das Etikett »nicht normal« bleibt jenen Verhaltensformen vorbehalten, die ihnen unverständlich erscheinen, die sie nicht begreifen können. Das kann so sein, weil ihnen die notwendigen Informationen fehlen oder weil sie Vorurteile haben. Es kann natürlich auch sein, dass tatsächlich eine psychische Störung vorliegt, die die Kommunikation zwischen den Normalen und dem als nicht normal Wahrgenommenen beeinträchtigt. Aber unverständliches Verhalten ist nicht mit psychisch krankem Verhalten identisch. Es kann vielfältige andere Gründe dafür geben. Auch die Tatsache, dass die klinische Medizin die Begriffe normal (im Sinne durchschnittlicher Werte) und gesund – und entsprechend nicht normal und krank – synonym verwendet, ändert daran nichts. Solche Verkürzungen komplexer Zusammenhänge gelten nur innerhalb des fachlichen Bezugsrahmens von Medizin und Psychiatrie als legitim. Allerdings ist in der Gesellschaft eine Tendenz erkennnbar, dem »nicht Normalen« ein größeres Gewicht beizumessen, als es der Realität entspricht

# »Normal« ist »gesund«

Wenn im Alltag von Normalität die Rede ist, geht es meist um »gesundes« Verhalten oder um Verhalten, das sich an gesetzlichen Regeln orientiert. Da ich Psychiater bin, will ich mich in diesem Kapitel zunächst mit »gesundem« Verhalten befassen, obwohl die Domäne der Psychiatrie die Krankheit ist. Damit ist in der Regel seelisch-geistig gesundes Verhalten gemeint. Das ist nicht ganz einfach, denn Gesundheit und Krankheit sind keine festgefügten Einheiten. Ihre Grenzen sind fließend. Nicht selten gibt es ein Kontinuum zwischen beiden. Das gilt klinisch, pathologisch, vor allem aber normativ. Die medizinische Sichtweise führt uns in dieser Hinsicht nicht wesentlich weiter. Gegenstand der Medizin ist die Krankheit, nicht die Gesundheit. Darüber kann auch die üblich gewordene Begriffsverwirrung nicht hinwegtäuschen, die die Krankenversicherungsreform zur Gesundheitsreform macht, die Krankenkasse zur Gesundheitskasse, die Krankenschwester zur Gesundheitsschwester und das Krankenhaus zum Gesundheitszentrum. Letzten Endes unterstreicht das nur die zentrale Bedeutung der Gesundheit als Kategorie des Normalen.

## Normal ist gesund – gesund ist normal

Der Begriff der Gesundheit ist uneingeschränkt positiv besetzt. In dieser Hinsicht ist die Weltgesundheitsorganisation nur konsequent, wenn sie Gesundheit »als Zustand vollkommenen körperlichen, seelischen und sozialen Wohlbefindens« definiert. »Wohlbefinden« aber ist nun wirklich kein medizinischer Begriff. Ein Blick in die einschlägigen Lexika hilft uns weiter:

Das Peters'sche *Lexikon Psychiatrie, Psychotherapie, medizinische Psychologie* (1999) trägt dem Rechnung, indem es auf das Stichwort »Gesundheit« verzichtet. Pschyrembels *Klinisches Wörterbuch* (2011) hat für die Gesundheit ganze zehn Zeilen reserviert. Danach ist Gesundheit »das subjektive Empfinden des *Fehlens* körperlicher, geistiger und seelischer Störungen oder Veränderungen beziehungsweise ein Zustand, in dem Erkrankungen und pathologische Veränderungen nicht nachgewiesen werden können«. So ist es nur konsequent, wenn die Medizin ihre Ergebnisse als »*negativ*« bezeichnet, wenn sie für den Betroffenen positiv sind, wenn er nämlich gesund ist. »Positiv« definiert der Pschyrembel Gesundheit nur »im sozialversicherungsrechtlichen Sinn« als den »Zustand, aus dem Arbeitsfähigkeit resultiert«.

So ist es kein Wunder, dass Frederick C. Redlich (1957/1967) kritisch anmerkt: Obwohl der Begriff der Gesundheit für die gesamte Medizin von Bedeutung sei, werde ihm nur selten die gebotene Aufmerksamkeit zuteil. Das Wort »Gesundheit« werde insbesondere in der psychiatrischen Alltagspraxis nachlässig und ungenau verwendet. Darin aber spiegele sich unser Unwissen, das seine Wurzeln einerseits im Fehlen einer allgemein verbindlichen Theorie des Verhaltens habe, und andererseits in »einer gewissen Neigung von uns Psychiatern, uns mit einem Schleier von Geheimnissen« (ebd., S. 88) zu umgeben.

Redlich ist davon überzeugt, dass es gerade für die Psychiatrie von entscheidender Bedeutung wäre, Übereinstimmung über einen einheitlichen Begriff der Gesundheit oder der Normalität zu erzielen. Gesundheit und Normalität sind für ihn in diesem Zusammenhang austauschbar, obwohl das Wort »normal« ohne Zweifel eine ganze Anzahl weiterer Bedeutungen und Nebenbedeutungen habe. Aus klinischer Sicht sei in diesem Sinne normal, wer nicht krank ist. Gesundheit sei entsprechend die Abwesenheit von Krankheit. Redlich verwirft ausdrücklich die Definition der Weltgesundheitsorganisation, die inhaltsloser kaum sein könne. Gesundheit erweise sich dann, wenn bei Anwendung bestimmter Untersuchungsverfahren keine Anzeichen einer Krankheit festgestellt werden. Zugleich mahnt er:

> »Da jedoch das Gebiet der Psychiatrie ein Gebiet der Verhaltensstörungen ist, wird eine Ausweitung und Modifikation des Gesundheitsbegriffs – der dann mehr enthält als der Krankheitsbegriff – für die Psychiatrie notwendig sein. Weil viele Ansichten über Gesundheit in den Bereichen der Psychiatrie und in der organischen Medizin Werturteile sind, müssen wir diese normativen Vorschläge [*sic*] genau untersuchen« (ebd., S. 89).

Redlich nähert sich damit einer soziologischen Betrachtungsweise an. Tatsächlich ist Karl H. Hillmanns *Wörterbuch der Soziologie* (1994) das Stichwort »Gesundheit« immerhin fast fünfzig Zeilen wert. Aus soziologischer Sicht heißt es:

> »Gesundheit und Krankheit können letztlich nur in Abhängigkeit von soziokulturellen Werten und Institutionen definiert werden, die von Gesellschaft zu Gesellschaft stark differieren. Bestimmte Symptome werden von manchen Gesellschaften als ›normal‹ (gesund), von anderen als ›unnormal‹ (krank) betrachtet, je nach den sozialen Zusammenhängen und den Umgebungen, in denen sie auftreten oder Bedeutung haben. Dementsprechend sind auch Vorstellungen über Gesundheit und Krankheit dem sozialen Wandel unterworfen. Soziologisch relevant, weil für die Bestimmung und Entwicklung von Motiven des sozialen Verhaltens oft entscheidend, sind die individuelle Selbsteinschätzung und die Fremdvorstellungen über Zustände von Gesundheit und Krankheit. Mit zunehmenden medizinischen Kenntnissen über neurotische und psychosomatische Krankheiten wird immer deutlicher, dass Gesundheit und Krankheitszustände stark von der Art und Weise der sozialen Einbettung und sozialen Partizipation der Individuen in den für sie gesellschaftlich bedeutsamen Institutionen und Organisationen bestimmt werden« (ebd., S. 293).

Beim Vergleich der medizinischen und der soziologischen Definition von Gesundheit finden wir allerdings mehr Übereinstimmungen als Unterschiede. Beide betrachten Gesundheit und Normalität als austauschbare Begriffe. Beide nehmen wahr und akzeptieren, dass Gesundheit (und Krankheit) innerhalb und jenseits der Grenzen der Medizin neben pathologisch-anatomischen Einheiten zugleich Wertbegriffe sind. Redlich und Hillmann postulieren das ausdrücklich. Der Pschyrembel überlässt dem Leser diese Schlussfolgerung, indem es das »subjektive Fehlen« von Störungen und Veränderungen in seine Definition ebenso aufnimmt wie die Arbeitsfähigkeit als sozialrechtliches Kriterium von Gesundheit.

## Nicht normal ist krank

Da der Begriff der Krankheit der zentrale Gegenstand der Medizin ist, ist die Literatur dazu erwartungsgemäß unerschöpflich und entsprechend unüberschaubar. Deshalb greife ich an dieser Stelle ebenfalls auf Wörterbuchdefinitionen zurück: Zwar umfasst das Stichwort »Krankheit« im Pschyrembel nur magere 15 Zeilen, aber es verzeichnet darüber hinaus auf sechs Kolumnen 26 Nennungen, in denen das Wort »Krankheit« enthalten ist (bei Gesundheit sind es nur sechs in anderthalb Kolumnen). In der Definition heißt es, Krankheit sei:

> »1. Störung der Lebensvorgänge in Organen oder im gesamten Organismus mit der Folge von subjektiv empfundenen beziehungsweise objektiv feststellbaren körperlichen, geistigen beziehungsweise seelischen Veränderungen;
> 2. [...] der Zustand von Regelwidrigkeit im Ablauf der Lebensvorgänge, der Krankenpflege und Therapie erfordert, und aus dem [...] Arbeits- beziehungsweise Erwerbsunfähigkeit resultiert;
> 3. begriffliche Bezeichnung für eine definierbare Einheit typischer, ätiologisch, morphologisch, symptomatisch, nosologisch be-

> schreibbarer Erscheinungen, die als eine bestehende Erkrankung verstanden wird« (ebd., S. 824).

Anders als bei der Gesundheit lässt das *Klinische Wörterbuch* in der sozialen Dimension nur wenig Raum. Bei Hillmann und bei Peters ist das anders. Während Redlich seinem Anliegen entsprechend auf eine Krankheitsdefinition verzichtet, definiert Hillmann »Krankheit« im medizinischen Sinne als Vorliegen von Symptomen oder Befunden im Organismus beziehungsweise im Verhalten einer Person, welche als Abweichung von physiologischen oder verhaltensbezogenen Normen interpretiert und in der Regel mit ursächlichen oder auslösenden Bedingungen in Beziehung gebracht werden können. Objektivierbare Befunde korrelieren nur bedingt mit dem Befinden, das die Betroffenen mit »krank sein« verbinden (subjektive Krankheitsdefinition).

Soziologisch ist Krankheit unter zwei Aspekten von Bedeutung: erstens unter dem Aspekt gesellschaftlicher Normalität und Abweichung; zweitens unter dem Aspekt krankmachender (pathogener) gesellschaftlicher Bedingungen.

> »Mit der weltweiten Verbreitung der westlichen Medizin wird die soziokulturelle Variabilität von Krankheits-Auffassungen eingeschränkt. Zugleich führt die Dominanz wissenschaftlicher Krankheitskonzepte zum Geltungsverlust moralischer Bewertungen von Gesundheit und Krankheit. [...] Krankheit ist nicht nur Ergebnis genetischer Defekte, sondern häufig auch Folge einer schädlichen soziokulturell vermittelten Lebensführung oder gesellschaftlich erzeugter emotionaler Spannungen. [...] Zu den wesentlichen soziologischen Einflussfaktoren zählen Bedingungen der Überforderung, der Benachteiligung und des sozialen Ausschlusses in wesentlichen Bereichen gesellschaftlicher Beziehungen wie Arbeit, Erwerbstätigkeit und sozialer Statussicherung, Ehe, Familie und soziale Netzwerke« (Hillmann 1994, S. 451).

## Der psychiatrische Krankheitsbegriff

Das Peters'sche *Lexikon* beschränkt sich auf den psychiatrischen Krankheitsbegriff. Dort heißt es:

»Die Abgrenzung krankhafter psychischer Vorgänge gegenüber der Norm erfolgt, wie in der Allgemeinmedizin, gewöhnlich durch Symptome, wobei vom subjektiven Erleben der erkrankten Individuen möglichst abgesehen wird. [...] Da jede psychische Krankheit außer persönlichkeitsdifferenten (objektiven) Merkmalen auch einen individuellen und einen sozialen Aspekt besitzt, ist eine scharfe Grenzziehung nicht möglich.«

Uwe H. Peters unterscheidet mit Karl Jaspers:

- körperlich begründete psychische Krankheiten;
- schweres, »neu in ein bis dahin gesundes Leben einbrechendes, seelenveränderndes Geschehen, bei dem ein körperlicher Krankheitsprozess nicht bekannt ist, jedoch in der klassischen Psychiatrie postuliert wird: endogene Psychosen«;
- »Variation des Menschseins in weitem Abstand vom Durchschnitt; unerwünscht für den Betroffenen oder seine Umgebung, daher behandlungsbedürftig: Psychopathie, Neurosen, Intelligenztiefstand« (PETERS 1999, S. 312).

Peters verweist in seinem Text auch auf gegensätzliche Auffassungen vom Wesen psychischer Krankheit. Für Kurt Schneider etwa war der psychiatrische Krankheitsbegriff »ein streng medizinischer. Krankheit selbst gibt es nur im Leiblichen; und ›krankhaft‹ heißen wir seelisch Abnormes dann, wenn es auf krankhafte Organprozesse zurückzuführen ist«, zitiert Peters. Für Viktor von Weizsäcker dagegen stehen das »subjektive Krankheitserleben und die wertende Einstellung des Arztes« ganz im Vordergrund: »Das Wesen des Krankseins ist eine Not und äußert sich als eine Bitte um Hilfe; ich nenne krank, indem ich als Arzt die Not erkenne.« Für Sigmund Freud schließlich »haben abnorme Seelenzustände die Bedeutung einer Krankheit, wenn der Betroffene dadurch arbeits- und/oder genußunfähig wird« (ebd.).

Demgegenüber verwerfen die aktuellen Klassifikationssysteme psychischer Krankheiten der Weltgesundheitsorganisation und der amerikanischen psychiatrischen Vereinigung ICD-10 beziehungsweise DSM-5 den Krankheitsbegriff. Sie sprechen stattdessen von »Störungen« (im englischen Original von »Disorders«).

Kein Wunder, dass Redlich die mangelnde Einheitlichkeit und die fehlende Übereinstimmung der Psychiatrie bei der Definition von Gesundheit und Krankheit beklagt. Der Begriff der Gesundheit wird mehr oder weniger vernachlässigt. Er wird allenfalls auf die Abwesenheit von Krankheit eingeengt. Aber auch die Abgrenzung von Krankheit gegenüber dem »Normalen« bleibt einigermaßen vage.

Das ist vermutlich auch das wichtigste Ergebnis unserer Beschäftigung mit den Definitionsversuchen beider: Wenn wir davon ausgehen, dass vor allem bei den psychiatrischen Beeinträchtigungen und Auffälligkeiten ein Kontinuum zwischen Gesundheit und Krankheit besteht, kann eine strikte Grenzziehung nur eine Illusion sein (siehe auch Heinz 2014).

## Soziokulturelle Bewertungen

Aus soziologischer wie aus psychiatrischer Sicht besteht Übereinstimmung darin, dass die Unterscheidung von normal und unnormal, gesund und krank in hohem Maße soziokulturellen Bewertungen unterliegt. Insofern ist Frederik C. Redlichs Schlussfolgerung unabweisbar, dass nämlich die Bestimmung von Normalität und seelischer Gesundheit am ehesten innerhalb eines spezifischen kulturellen Bezugsrahmens möglich ist. Aber es bleibt wahr, dass »zur Zeit das Niemandsland zwischen psychischer Krankheit und seelischer Gesundheit schlecht definiert ist«. Redlich schreibt dies am Ende seiner

Versuche, mithilfe epidemiologisch-statistischer, klinischer, normativer, operationaler Verfahren und der Interpretation psychodynamischer Vorgänge Klarheit zu gewinnen. Das sind jene Zugangswege, die die Psychiatrie in den nachfolgenden fünf Jahrzehnten immer wieder beschritten hat – mit bescheidenen Ergebnissen: Es hat sich gezeigt, dass nur auf operationalem Wege das notwendige Maß an Übereinstimmung über Diagnostik, Behandlung und Forschungsansätze zu erreichen ist. Selbst die psychodynamische Psychotherapie hat sich zu solchen Verfahren durchgerungen, obwohl das eigentlich ein Widerspruch in sich ist.

So wird deutlich, wie weit wir von der von Redlich geforderten einheitlichen Theorie psychischer Gesundheit und Krankheit auch heute noch entfernt sind. Die modernen Klassifikationssysteme legen davon beredt Zeugnis ab. Sie nennen sich »atheoretisch«. Sie orientieren sich nicht an den vorherrschenden Vorstellungen vom Wesen und den Ursachen psychischer Krankheiten, die dementsprechend nun »Störungen« heißen. Sie stützen sich auf eigens erstellte Merkmalskataloge, die Symptome und Zeichen auflisten und eine Krankheitsdiagnose als gegeben ansehen, wenn eine bestimmte Anzahl von Merkmalen (etwa fünf von zehn) vorliegt. Danach leidet man auch nicht mehr an einer Krankheit beziehungsweise – richtiger – an einer Störung, vielmehr erfüllt man die Kriterien einer solchen Störung. Das ist fachlich vor allem deshalb beklagenswert, weil die meisten psychisch erkrankten Menschen die Kriterien mehrerer Diagnosen erfüllen. So kommt es, dass heute kaum ein Patient die psychiatrische Klinik mit weniger als drei Diagnosen verlässt. Das ist ein ziemlich unbefriedigendes System, zumal im klinischen Alltag die klassischen, ganzheitlichen und ursachenorientierten Diagnosesysteme fortwirken. Insbesondere erfahrene Ärztinnen und Ärzte stellen ihre Diagnosen aufgrund klinischer Kriterien, um diese nachträglich zu abstrahieren und klassifikationstauglich zu machen.

Die Hilflosigkeit der Medizin, insbesondere der Psychiatrie, bei der Abgrenzung von Gesundheit und Krankheit erstaunt und irritiert. Wie soll es da erst der Öffentlichkeit gehen? Wie soll der von medizinischem Fachwissen „unbeleckte“ Laie sich zurechtfinden? Immerhin aber gibt es Übereinstimmungen: Auch für die Öffentlichkeit sind gesund und normal sowie unnormal und krank austauschbare Begriffe. Aber die Wertigkeit ist nicht die gleiche. Für die Medizin ist gesund, was nicht krank ist. Für die Laienwelt ist es umgekehrt: Für sie ist krank, was nicht normal ist. Abgesehen davon, dass sich die konkrete Einschätzung im Einzelfall medizinisch auf andere Weise vollzieht als in der allgemeinen Öffentlichkeit, öffnet sich hier eine Grauzone. Während alles, was nicht krank ist, die Medizin nicht interessiert, ist das, was die Öffentlichkeit als nicht gesund erkennt und behauptet, für diese beunruhigend und wird zur Quelle von Vorurteilen.

## Schwierige Grenzen

In der Alltagswelt (psychiatrischer Laien) besteht immer die Möglichkeit, strenge wissenschaftliche und definitorische Differenzierungen außer Kraft zu setzen. Wird dann an einem anderen Menschen eine Auffälligkeit erkannt, die auch objektiv durchaus vorliegen mag, kann dieser als »völlig normal« gar keine Aufmerksamkeit geschenkt oder aber heftig auf sie reagiert werden. Dabei spielt eine Rolle, nicht *ob*, sondern *wie* wir etwas »verstehen«. In welchen Bezugsrahmen sortieren wir etwa eine Verhaltensauffälligkeit ein? Gerät unser Verständnis an eine Grenze oder versuchen wir ein Phänomen in einem inadäquaten Rahmen zu verorten, wie etwa bei einem »verrückten« Verhalten – dann sinkt unsere Toleranz und unsere Toleranzbereitschaft deutlich. Da die öffentliche Wahrnehmung zur Herstellung von »Ordnung«, anders als die medizinische, nicht auf Abgrenzung von Krankheit und Gesundheit ausgerichtet ist, sondern auf die Integration auch zunächst nicht nachvollziehbaren abweichenden Verhaltens, besteht die soziale Reaktion erst einmal in dem Versuch einer »Normalisierung«, also in der Interpretation der Abweichung in »normalen« (gesunden) Kategorien.

Wer sich in der Depression zurückzieht und seine sozialen Pflichten nicht mehr erfüllt, wird ebenso aufgefordert, sich gefälligst zusammenzureißen, wie jemand, der in der beginnenden Psychose einen Leistungsknick erleidet oder sich von anderen Menschen beobachtet oder bedroht fühlt. Bleibt eine solche Aufforderung erfolglos, ist es zunächst wahrscheinlicher, dass sich die gesunden, die »normalen« Mitmenschen von dem »nicht normalen« zurückziehen, dass sie ihn schlimmstenfalls eher sozial ausschließen, als dass sie zu dem Schluss kommen, dass eine psychische Krankheit vorliegen könne. Es muss schon sehr viel geschehen, ein sehr wirres, sehr spektakuläres Verhalten auftreten, bevor es innerhalb der Familic oder der sonstigen engeren sozialen Umgebung als psychisch krank erkannt wird und damit aus einem Fall für soziale Sanktionen ein Fall für die psychiatrische Behandlung wird.

Dass das so schwierig ist, ist ein fortwährendes Ärgernis für die Vorkämpfer der Früherkennung psychischer Störungen. Aber es gibt gute gesellschaftliche Gründe dafür, dass das so sein muss, wenn die sozialen Beziehungen nicht durch fortwährendes Misstrauen und fortwährende Zweifel an der Urteils- und Zurechnungsfähigkeit der Kommunikationspartner vergiftet werden sollen. Es gibt paranoide Gesellschaften, in denen das Zusammenleben entsprechend schwierig ist, zum Beispiel Überwachungsstaaten mit ausgefeilten Spitzelsystemen.

Wir haben also einerseits mit breiten Normalitätsbemühungen in unserem tagtäglichen Lebensvollzug zu tun, der die psychiatrischen Differenzierungsversuche nichts Klärendes hinzufügen können, andererseits ist aber die Diffusheit der Normalitäts*erwartungen* immer ein

Tor für Stigmatisierung und Ausgrenzung. Und dieses Tor scheint – nicht zuletzt politisch – schnell auch mal wieder weiter geöffnet werden zu können.

## Wie erkennen wir »unnormales« Verhalten?

Die Frage, wie man denn normales und nicht normales Verhalten, wie man als Laie psychische Gesundheit und psychische Krankheit voneinander unterscheiden kann, hat auf den ersten Blick keine gesellschaftliche Relevanz. Primär ist alles soziale Verhalten »normal«, auch wenn es abweichend ist, eben weil es als »den Menschen möglich« betrachtet werden muss (anthropologische Sichtweise). Zum Problem wird das allenfalls im Einzelfall, wenn ein Verhalten für die Gemeinschaft so unverständlich – »unberechenbar und gefährlich« – erscheint, dass als Lösung nur der Ausschluss bleibt, sodass die Frage aufkommt, ob weitreichende soziale Konsequenzen gezogen werden müssen. Dies ist die Situation, in der die aufgeklärte Gesellschaft, so der amerikanische Soziologe Erving Goffman, nach dem Psychiater ruft und diesem die Erlaubnis erteilt, den psychischen Gesundheitszustand des Betroffenen konkret zu überprüfen (GOFFMAN 1974; FINZEN 2014). In früheren Gesellschaften konnte das Anlass zum Ausschluss, zur Hexenverbrennung oder zur anderweitigen Tötung des vermeintlich Besessenen sein. Heute sind es im »positiven« Fall psychiatrische Diagnose, Klinikeinweisung und Behandlung.

Trotzdem kann es für den Einzelnen, für eine Familie, für Freunde oder Arbeitskollegen von geradezu existenzieller Bedeutung sein, zu wissen, ob das eigene Erleben, ob das abweichende Verhalten eines Gruppenmitgliedes »noch normal« oder schon krank ist. Diesen Bezugspersonen fällt es schwer, manchmal unendlich schwer, sich damit abzufinden, dass der Angehörige, der Freund, der Kollege einfach »fallen gelassen wird«, wenn er sich als resistent gegen »normale« soziale

Sanktionen erweist. Sie würden ihn gern in ihrer Mitte behalten. Sie fragen sich, ob man ihm nicht irgendwie helfen kann. Allerdings muss aus den Gründen, die ich oben dargelegt habe, sehr viel – und einiges Ungewöhnliche – passieren, bevor jemand auf die Idee kommt, der Betroffene sei in seinem verqueren Verhalten vielleicht nicht nur im normalpsychologischen Sinn uneinsichtig; nein, er könnte psychisch krank sein. Wie schwer das zu akzeptieren ist, zeigt GOFFMAN (1974; siehe auch FINZEN 2014) in eindrucksvoller Weise am Beispiel der Auswirkungen manischen Krankseins in der Interaktion mit der angestammten sozialen Umgebung.

Das weitere soziale Umfeld und gesellschaftliche-funktionale Kontexte verschwenden darauf meist keine Gedanken. Die Normalisierung von Verhalten als Leitprinzip wird durchgehalten. Wer abweicht, hat mit entsprechenden Sanktionen zu rechnen, schlimmstenfalls mit sozialem Ausschluss oder Einschließung in Form von Haft. Ich habe manchen manisch Kranken erlebt, der sich mehrmals im Gefängnis wiedergefunden hat. Nur bei schweren Verstößen gegen die Rechtsordnung wird regelmäßig ein psychiatrischer Sachverständiger beigezogen, sei es, weil Zweifel an der psychischen Gesundheit des Rechtsbrechers bestehen, sei es, um solche auszuschließen.

Fast immer sind es Angehörige oder Freunde, die fragen: »Ja, wie kann ich denn unterscheiden, ob mein Sohn, meine Tochter, mein Freund gesund ist, oder vielleicht doch nicht?« Angesichts einer gewissen Öffnung unserer Gesellschaft gegenüber psychischen Leiden sind es, vor allem bei depressiven Störungen, auch immer wieder die Betroffenen selbst, die mit ihrem Erleben, das sich auch in ihrer Selbstwahrnehmung verändert hat, nicht klarkommen und Rat suchen. Obwohl eine Laiendiagnose psychischer Störungen nach herkömmlicher Überzeugung eigentlich nicht möglich ist, kommen im Zeitalter des Internets immer mehr Betroffene und Familienangehörige mit der fertigen Diagnose in die Sprechstunde.

Allerdings gilt es festzuhalten, dass Menschen mit psychischen Störungen auch früher schon von Angehörigen oder von der Polizei mit dem Etikett vermuteter »Geisteskrankheit« beim Psychiater vorgestellt wurden, wenn sie sich sozial zugleich sehr auffällig und unverständlich verhielten. Die Psychiatriesoziologie hat schon früh die These vertreten, dass die psychiatrische Etikettierung meist durch die unmittelbare Umgebung erfolge, längst bevor ein Psychiater tätig geworden sei. Aufgabe der Psychiatrie sei es deshalb oft, dies zu beglaubigen und mit einer Diagnose zu versehen. Dazu ist allerdings einschränkend anzumerken, dass es sich dabei fast immer um schwere psychische Erkrankungen mit kaum übersehbaren Symptomen handelt, zum Beispiel akute Erregung, Verworrenheit oder Verwirrung, laut geäußerte Wahnvorstellungen oder Verfolgungsangst, Suizidalität – also um dramatische Zuspitzungen.

## Orientierungsmaßstäbe

Für den Alltag – und für den Einzelfall – gibt es einige Orientierungsmaßstäbe, wenn sich die Frage »Noch gesund oder vielleicht schon nicht mehr?« stellt. Dafür greife ich noch einmal auf Frederik C. Redlich zurück, der sich mit seinen Überlegungen an Fachleute wendet. Dabei ist zu beachten, dass er seine Empfehlungen mit Einschränkungen beginnt:

> »Während wir in der biologischen Medizin in der Lage sind, das Ausmaß vieler Merkmale zu messen, was uns häufig erlaubt zu bestimmen, wann Krankheit beginnt und Gesundheit endet, sind wir nicht in der Lage, dies in vergleichbarer Weise im Bereich der psychiatrischen Symptomatologie zu tun. [Oft] sind klare Urteile über normal und anormal, basierend auf verlässliche und gültige Prüfung von Zeichen und Symptomen, nicht möglich. Falls jedoch irgendwelche gültigen Aussagen über Normalität und Anormalität

> gemacht werden können, müssen sie auf die genaue Untersuchung einer einzelnen Handlung beschränkt werden und dürfen sich nicht auf ein Urteil über das Gesamtverhalten beziehen. Drei Punkte müssen in Erwägung gezogen werden, bevor eine Handlung auch nur andeutungsweise als normal oder anormal bezeichnet werden könnte« (REDLICH 1957/1967, S. 94).

Ich nenne diese drei Punkte beziehungsweise Fragen und füge die vierte und fünfte hinzu:

1. Was ist die Motivation des Handelnden?
2. Wie ist die Situation, wie ist der soziale Zusammenhang einer Handlung?
3. Was ist der kulturelle Hintergrund einer Handlung?
4. War der Betreffende schon immer so oder hat sich sein Verhalten in auffälliger Weise verändert?
5. Welche Kompetenz hat der Beurteiler?

Kommt man aufgrund dieser Kriterien, die ausschließlich soziale sind, zu dem Schluss, das Verhalten eines Menschen sei Anlass genug, an seiner Normalität zu zweifeln, reicht das nicht für die Schlussfolgerung aus, dass dieser Mensch tatsächlich nicht normal ist und dass bei ihm eine psychische Störung vorliegt. Es ist allenfalls ein Grund, dieser Frage weiter nachzugehen; und es erlaubt dem Psychiater, unter fachlichen Gesichtspunkten nachzufragen.

Redlich fasst zusammen: »Ist die Expertenmeinung zu weit von den Vorstellungen der Öffentlichkeit entfernt, so wird sie auf Unglauben, Spott und Kritik treffen. Da wir keine universale und genaue Wissenschaft vom Menschen besitzen, haben viele Vorschläge für eine Bestimmung der Normalität des Verhaltens einen fühlbar geringen Grad von Gültigkeit und Verlässlichkeit. Sie sind so dem Zweifel einer erstaunten Öffentlichkeit ausgesetzt, besonders wenn der wissenschaftliche Beweis für sie nicht besonders solide ist oder der vorherrschenden öffentlichen Meinung zuwiderläuft« (ebd., S. 103 f.). Daran hat sich in den fünfzig Jahren, seit Redlich das geschrieben hat, nur wenig geändert.

Man mag diese Schlussfolgerungen als unbefriedigend empfinden. Aus soziologischer Sicht müssen sie es sein und bleiben, denn es kann ja nicht sein, dass mächtige soziale Gruppierungen bei Meinungsdifferenzen legitime gesellschaftliche Mittel an die Hand bekommen, um die Normalität ihrer Kommunikations- und Handlungspartner infrage zu stellen und um bloße Abweichungen für Ausgrenzungen zu nutzen. Das wäre der Anfang vom Ende einer funktionsfähigen, demokratischen und auch historisch anpassungsfähigen Gesellschaft.

# Seelische Gesundheit und psychische Krankheit – taugliche Normalitätsmodelle?

»Gesundheit ist nicht nur die Abwesenheit von Krankheit, sondern ein vollkommenes körperliches, seelisches und soziales Wohlbefinden«, schrieb die Weltgesundheitsorganisation 1953 in ihrem Versuch, Gesundheit und Krankheit zu definieren. Mit dieser Formulierung verband sich zunächst eine lobenswerte Bemühung, denn man wollte aus politischen Gründen eine weitreichende, offensive Definition, damit aus ihr ernsthafte Anstrengungen der Weltgemeinschaft folgen könnten. Allerdings hat sie von Beginn an viel Verwirrung gestiftet. Sie ist eine Utopie. Sie setzt Maßstäbe, die nicht erfüllbar sind. Wer fühlt sich schon über längere Zeit körperlich, seelisch *und* sozial vollkommen wohl? Wer zweifelt nicht als Erstes an seiner Gesundheit, wenn er das vorübergehend nicht tut?

Wir leben in einer Welt, in der unser Wohlbefinden ziemlich weit hinten auf der Prioritätenliste der gesellschaftlichen Ziele rangiert. Stress (Disstress) gehört zu unserem Alltag in Familie, Ausbildung und Beruf. Stress ist nicht gerade gesund. Er kann unser Wohlbefinden massiv beeinträchtigen. Und wenn er uns belastet, wenn wir unter ihm leiden und uns gegen ihn wehren, kann das durchaus ein Zeichen von Gesundheit sein. Ich möchte deshalb behaupten, dass Gesundheit jenseits der Abwesenheit von Krankheit unsere Fähigkeit ist, uns mit Störungen unseres körperlichen, seelischen und sozialen Wohlbefindens auseinanderzusetzen, um sie zu überwinden oder wenigstens zu bewältigen. Aber auch diese Feststellung ist unzulänglich. Sie reicht nicht aus, Gesundheit zu definieren, schon gar nicht, wenn wir Gesundheit als Kategorie des Normalen ansehen. Es mag zwar richtig sein, Gesundsein als normal zu betrachten, aber ist es auch richtig, von Nicht-Normalität zu sprechen, wenn die Gesundheit beeinträchtigt ist? Ganz sicher nicht, wenn wir die Definition der WHO zugrunde legen. Aber auch sonst sind Zweifel erlaubt.

## Was ist gesund? Was ist krank?

Die Probleme beginnen schon früh mit der Frage: Was ist eigentlich gesund? Und was ist krank? Was bedeutet es, wenn die Abwesenheit von Krankheit für das Gesundsein nicht genügen soll? Und überhaupt: Was hat das *soziale* Wohlbefinden mit Gesundheit zu tun? Was bedeutet es, wenn sich jemand zum Beispiel von unseren Normalitätserwartungen ausgegrenzt fühlt? Oder ist das nicht eine unzulässige Vereinnahmung sozialer Prozesse? Gewiss ist es auch richtig, dass Gesundheit und Krankheit komplementäre Begriffe sind und keine unmittelbaren Gegensätze. Überhaupt: Man kann sich gesund fühlen, obwohl man krank ist (und das nicht weiß) – und umgekehrt.

Gesundheit und Krankheit werden vielfältig definiert und interpretiert. Beide sind begrifflich nicht durch allgemeingültige Beschreibungen von körperlichen oder psychischen Zuständen zu erfassen. Beide sind Ausdruck kultureller und gesellschaftlicher Werte, die kulturspezifisch unterschiedlich wahrgenommen, definiert und gewichtet werden. Beide sind auch Metaphern – Begriffe, die nicht selten auch für anderes stehen als für körperliche oder psychologische Befindlichkeit. Beide, die metaphorische wie die kulturelle Bedeutung von Gesundheit und Krankheit, schwingen mit, wenn wir von dem Leiden reden, das wir Krankheit nennen, oder von Wohlbefinden, das wir Gesundheit nennen.

Es ist müßig, an dieser Stelle eine ausschweifende Diskussion über den Krankheits- oder den Gesundheitsbegriff zu beginnen. Wir würden nicht über einen allgemeinen, wenig aussagekräftigen und wenig verbindlichen Konsens hinauskommen. Krankheit beziehungsweise deren Abwesenheit wird pathologisch-anatomisch (beziehungsweise physiologisch), klinisch, statistisch oder normativ bestimmt. Für Gesundheit gilt Ähnliches. Der Geltungsanspruch solcher Beschreibungen ist ausgeprägter und vager zugleich. Sigmund Freuds Definition, gesund sei, wer lieben und arbeiten könne, ist unvergessen. Beides sind sozial ausgesprochen erwünschte Befähigungen, aber ist man nicht gesund, wenn man eins von beiden – oder beide – nicht kann oder nicht *will*?

Man könnte sich ob solcher mehr oder weniger vergeblichen Definitionsversuche je nach Temperament zufrieden oder frustriert zurücklehnen. Für die betroffenen Menschen haben sie oft nur geringe Bedeutung – es sei denn, es geht um die Finanzierung von Hilfen und Behandlungen! Das wird besonders dann sichtbar, wenn wir uns in – historische – Grenzbereiche begeben. Hier nur ein Beispiel: Ist jemand mit einer homosexuellen Identität psychisch gesund, wie wir das in unserer Gesellschaft heute als selbstverständlich ansehen, oder vielleicht »krank« – bis 1980 eine Diagnose im offiziellen DSM II der American Psychiatric Association? Dass er ein Sexualstraftäter sein soll, glaubt in unserer Kultur heute kaum jemand mehr. Dennoch haben Justiz und Gesellschaft Homosexuelle über Jahrhunderte als Kriminelle verfolgt und zum Teil drakonisch bestraft. In manchen Kulturkreisen geschieht dies heute noch.

## Probleme der Abgrenzung

Wir bewegen uns bei der Abgrenzung von Krankheit und Gesundheit immer wieder in einer Grauzone zwischen pathologischer Eindeutigkeit, klinischer »Auffälligkeit« und soziokultureller Bewertung (»Normalität«). Schwere Krankheit und vollkommene Gesundheit, seien sie körperlicher oder psychischer Natur, verstehen sich meist von selbst.

Probleme bereitet das, was dazwischenliegt: das Kontinuum zwischen den Störungen des Wohlbefindens und dem Leiden an Störungen von Körper und Psyche. Da gibt es eben keine eindeutigen medizinisch-fachlichen Abgrenzungen. Da spielen subjektive Empfindungen und soziokulturelle Bewertungen eine zentrale Rolle.

Deshalb sei auf ein scheinbares Paradox verwiesen: Vollkommenes körperliches, seelisches und soziales Wohlbefinden kann auch Zeichen einer Manie sein, einer potenziell schweren psychischen Erkrankung; schweres körperliches Leiden ohne pathologisch-anatomische Basis kann das Symptom einer schweren somatoformen Störung in gleicher Weise sein. Ein Dilemma – nicht nur der Psychiatrie – besteht einerseits darin, dass Störungen des Befindens ohne eindeutig feststellbare »krankhafte« Grundlagen – Befindlichkeitsstörungen also – einen immer größeren Teil der Beschwerden und Beschwerlichkeiten ausmachen, wegen der Menschen in unserem Kulturkreis den Arzt oder den Psychotherapeuten aufsuchen. Sie sind zudem das Feld, auf dem die Alternativmedizin in Konkurrenz zur Schulmedizin tritt, auf dem Heiler und Naturheilkundige ihr Glück versuchen. Allerdings: Störungen der Befindlichkeit stehen nicht selten am Anfang schwerer psychischer oder körperlicher Erkrankungen, die als solche noch gar nicht erkennbar sind.

Bei vielen Störungen gibt es einen fließenden Übergang zwischen Gesundheit und Krankheit – und einen großen Interpretationsspielraum für die Betroffenen ebenso wie für die Fachleute. Ein paar Beispiele aus dem Bereich der psychischen Störungen sollen das verdeutlichen:

**Schlafen** Wir sind zunächst einmal nicht krank, wenn wir eine Nacht nicht geschlafen haben. Unser Befinden verschlechtert sich allerdings merklich, wenn wir mehrere Nächte schlecht schlafen. Krank sind wir mutmaßlich dann, wenn wir jeden Morgen entgegen unseren Gewohnheiten sehr früh aufwachen oder wenn wir über längere Zeit völlig schlaflos sind.

**Alkoholtrinken** Wir sind nicht krank, wenn wir in einer gewissen Regelmäßigkeit unser »Gläschen« Rotwein trinken. Unser Befinden ist gestört, wenn wir regelmäßig zu viel davon zu uns nehmen; die Medizin spricht dann vom schädlichen Gebrauch oder Missbrauch des Alkohols. Wir sind krank, wenn wir trotz guten Willens nicht damit aufhören können, wenn wir allmorgendlich an Entzugssymptomen leiden (Zittern etc.), wenn wir seelisch süchtig und körperlich abhängig geworden sind.

**Deprimiertsein** Wir sind nicht krank, wenn wir aus guten Gründen bedrückt oder gar deprimiert sind. Unser Befinden ist gestört, wenn dies bei geringfügigem Anlass häufiger geschieht. Wir leiden an einer Depression, wenn wir nur noch schwarzsehen, wenn unsere Stimmung nicht mehr nach unten oder nach oben ausschwingt, wenn jeder Tag wie ein Berg vor uns steht, wenn wir uns nicht mehr motivieren können, irgendetwas zu tun, wenn wir unser Leben fortwährend als sinnlos empfinden und immer wieder daran denken, uns das Leben zu nehmen, wenn wir wähnen, an allem schuld zu sein, was in der Welt an Üblem geschieht, wenn wir fest damit rechnen, zu verarmen, obwohl wir über ein prall gefülltes Bankkonto verfügen, wenn wir glauben, uns versündigt zu haben, obwohl wir ein halbwegs tugendhaftes Leben führen.

**Überreiztheit** Wir sind nicht krank, wenn wir gelegentlich überwach oder überreizt sind, wenn wir uns allzu vieler Eindrücke erwehren müssen und uns zurückziehen. Unser Befinden ist gestört, wenn wir das nur mühsam unter Kontrolle halten können, wenn wir uns immer häufiger zurückziehen, wenn unsere Überwachheit über längere Zeit andauert, unsere Gedanken an die Oberfläche dringen und wir uns unserer selbst fremd fühlen. Wir sind krank, wenn sich die drängenden Gedanken über unser Ich hinaus ausdehnen, wenn wir wähnen, dass sie uns entzogen oder sie von außen beeinflusst werden, wenn sich unsere Gedanken beschleunigen und schließlich abreißen, wenn sie sich verlangsamen und ganz zum Stillstand kommen, wenn unsere Gedanken laut werden, wenn wir Stimmen hören, die andere nicht wahrnehmen.

**Ängste** Wir sind gesund, wenn wir in riskanten Situationen mit angemessener Angst reagieren, auch wenn wir, bevor wir die Wohnung verlassen, kontrollieren, ob wir das Bügeleisen und den Herd abgestellt haben. Unser Befinden ist gestört, wenn wir, nachdem wir das alles kontrolliert haben, immer wieder darüber nachdenken, ob wir das wirklich getan haben, ob wir wirklich nichts vergessen haben, und wenn uns das den ganzen Tag verleidet, wenn wir *nicht* auf der Stelle umkehren, um noch einmal nachzukontrollieren. Wir sind krank, wenn das Kontrollierenmüssen zum unüberwindlichen Zwang wird, wenn wir darüber die Wohnung nicht mehr verlassen können, wenn uns unkontrollierbare Angst überfällt und wenn wir einen Schritt vor die Tür setzen und dabei auf der Stelle handlungsunfähig werden.

Diese Beispiele zeigen, dass Gesundheit und Krankheit keine abstrakten, keine absoluten Größen sind. Sie äußern sich in konkreter Wahrnehmung, konkretem Erleben und konkretem Verhalten. Solche Beispiele können wir nachempfinden, meistens auch verstehen. Auch bei körperlichen Leiden gibt es fließende Übergänge zwischen Gesundheit und Krankheit. Dass wir das oft nicht wahrnehmen, hängt vor allem damit zusammen, dass uns bei ihnen – anders als bei psychischen Störungen – ein umfangreiches Spektrum objektiver Maßstäbe in Form von (messbaren) Untersuchungsbefunden und Laborwerten zur Verfügung steht.

## Subjektives Erleben und »objektive« Maßstäbe

Unsere Befindlichkeit ist etwas zutiefst Subjektives. Das gilt ebenfalls für das Leiden. Was dem einen unerträglich erscheint, kann der andere ganz gut aushalten. Was den einen zum Arzt führt, erledigt der andere für sich selbst. So kann es geschehen, dass ein Arzt, der seine nach »objektiven Kriterien« mäßig ausgeprägte Depression »im Griff« hat, in der Sprechstunde einem Kranken gegenübersitzt, dessen depressive Verstimmung nach denselben Kriterien als eher milde gilt, dieser aber unvergleichlich stärker darunter leidet.

Beispiele wie dieses machen deutlich, warum es so schwierig ist, psychisches Leiden als Störung oder als Krankheit zu »objektivieren«. Solche Überlegungen sind nicht neu. Die britische National Association for Mental Health (MIND) hat das bereits Anfang der Siebzigerjahre im »MIND-Manifest« (1971) deklariert:

> »Es gibt keine klaren Grenzen zwischen seelischer Gesundheit und seelischer Krankheit. Die meisten psychisch Kranken erleben Phasen innerer Stabilität und Einsichtsfähigkeit. Die meisten Menschen leiden unter unbegründeten Ängsten und zeitweisen depressiven Verstimmungszuständen. Die psychisch Kranken sind keine besondere Menschenart, die mit der Welt, in der wir leben, und unseren alltäglichen Erfahrungen nichts zu tun hätten: Sie sind wie wir; und wir sind wie sie.
>
> Konkret bedeutet das, dass sich zu jedem gegebenen Zeitpunkt mindestens zwei Prozent unserer Bevölkerung (mehr als zwei Millionen Menschen) in fachpsychiatrischer Behandlung befinden. 100.000 werden in psychiatrischen Krankenhäusern behandelt. Mindestens doppelt so viele leben in Heimen für seelisch Behinderte, in geschützten Wohngemeinschaften oder in beschützten Einzelwohnungen. Dabei sind die alten Menschen, die mit Alzheimer'schen Erkrankungen oder anderen Demenzen in Pflegeheimen leben, nicht mitgezählt.
>
> Etwa eine Million unserer Mitbürgerinnen und Mitbürger wird in jedem Jahr wegen akuter seelischer Störungen in psychiatrische oder psychotherapeutische Kliniken aufgenommen und wieder entlassen. Mindestens jeder fünfte von uns muss damit rechnen,

irgendwann in seinem Leben in eine solche Klinik eingewiesen zu werden. Etwa 10.000 Menschen jährlich nehmen sich in unserem Land das Leben, mehr als 100.000 versuchen, sich zu töten. Die Zahl der Drogenabhängigen wird auf mehrere 100.000, die Zahl der Alkoholkranken auf mehrere Millionen geschätzt. Aber damit nicht genug: Viele sogenannte Gesunde nehmen regelmäßig Beruhigungs- und Betäubungsmittel oder antidepressive Medikamente ein, und zwar nicht zuletzt, um die Belastungen des Alltags besser zu ertragen. Millionen andere sind auf Schlafmittel angewiesen. Hunderttausende befinden sich wegen körperlichen Beschwerden in ärztlicher Behandlung, die seelische Ursachen haben. Fast jeder dritte Kranke, der einen Arzt aufsucht, tut dies wegen psychischer Probleme. Jedes fünfte Klinikbett wird von psychisch Kranken in Anspruch genommen. Die Hälfte der übrigen dienen Kranken, deren Leiden durch die Folgen von psychischen Belastungen mitbedingt sind – körperliche Erkrankungen im Gefolge von Überernährung, Abhängigkeit und Missbrauch, einschließlich des Missbrauchs von Nikotin.«

Diese weit gespannte Psychiatrisierung der halben Medizin mag übertrieben erscheinen, aber sie umreißt die Dimension psychischen Leidens im Alltag. Sie verdeutlicht zugleich, dass nicht nur die Grenzen zwischen seelischer Gesundheit und psychischer Krankheit fließend sind, sondern auch diejenigen zwischen psychischer und körperlicher Krankheit.

## Häufigkeit psychischer Störungen

Internationale Untersuchungen zur Häufigkeit psychischer Störungen gehen von einer Lebenszeitprävalenz von 30 bis 50 Prozent der Bevölkerung aus, die also während ihres Lebens irgendwann einmal an einer psychischen Erkrankung leiden. Dabei sind psychische Erkrankungen des höheren Lebensalters nicht berücksichtigt, die, wenn wir nur alt genug werden, jeden von uns betreffen. Zwischen 0,9 und 2,5 Prozent der Bevölkerung erkranken irgendwann einmal an Psychosen aus dem schizophrenen Formenkreis, 10 – 20 Prozent an affektiven – das sind depressive und bipolare – Störungen, 15 – 25 Prozent an Angststörungen, 10 – 15 Prozent an somatoformen Störungen, also an psychischen Störungen mit körperlichen Symptomen. Von Alkoholabhängigkeit oder -missbrauch sind zwischen 10 und 25 Prozent betroffen, von Drogenmissbrauch oder -abhängigkeit (ohne Cannabis) 3 – 6 Prozent, von Nikotinabhängigkeit 25 – 40 Prozent, vielleicht mehr. Von Abhängigkeitserkrankungen – außer Medikamentenabhängigkeit – sind Männer zwei- bis dreimal so häufig betroffen wie Frauen; von Depressionen, Angststörungen und somatoformen Störungen Frauen doppelt so oft wie Männer.

Die großen Unterschiede der angegebenen Erkrankungsraten spiegeln auch kulturelle Unterschiede wider. Das gilt mit Gewissheit für Substanzabhängigkeit und Substanzmissbrauch. Sie zeigen aber vor allem methodische Schwierigkeiten mit der rückwirkenden Erhebung von Krankheitsdaten für die Spanne des ganzen Lebens sowie Probleme von Diagnostik und Krankheitsklassifikation:

Wer heute sechzig Jahre alt ist, ist je nach Ersterkrankungsalter nach Kriterien der fünften bis zehnten Fassung der ICD oder nach Kriterien der zweiten bis fünften Fassung des DSM diagnostiziert worden. Unterschiede geben über die Jahrzehnte hinweg oft weniger tatsächliche Differenzen in der Häufigkeit der Erkrankung als unterschiedliche Sichtweisen, Diagnosegewohnheiten und Messmethoden wieder. Die Unterschiede haben auch damit zu tun, dass die Kriterien für die Feststellung einer Krankheit angesichts des fließenden Übergangs zwischen Gesundheit und Krankheit aus vielfältigen Gründen zu unterschiedlichen Zeiten und in verschiedenen Kulturen enger oder weiter gefasst werden.

## Medizinische Moden

Auch medizinische Moden sind von Bedeutung: Borderlinestörungen beispielsweise wurden vor drei Jahrzehnten selten diagnostiziert; heute sind sie häufig. Die Posttraumatische Belastungsstörung war vor drei Jahrzehnten praktisch unbekannt. Heute ist sie die Störung (richtiger: die Diagnose) mit den größten Zuwachsraten – wenn man einmal vom Burn-out absieht, der sich – nur – in den deutschsprachigen Ländern epidemisch ausbreitet. Die Medizingeschichte legt lebhaft Zeugnis ab von einer Vielfalt von Modeerkrankungen. Manchmal waren das lediglich Erfindungen von »gefühlt« Kranken, zuweilen auch von Ärzten und Heilern. Das hatte manchmal gravierendere Folgen.

Beim Burn-out mag man sich damit »trösten«, dass es sich in den meisten Fällen um Varianten von depressiven Störungen handelt.

Allerdings besagen die angegebenen Zahlen für sich allein ohnehin nur wenig. Sie schließen nämlich Störungen der Befindlichkeit ein. Den Weg zu einer realistischen Einschätzung wies der englische Epidemiologe und Sozialpsychiater John Wing (1972/2010), der damals aufgrund der vom nationalen Gesundheitsdienst veröffentlichten Behandlungsraten (ambulant hausärztlich, fachärztlich und stationär) in einem Vortrag feststellte, 2 Promille der Bevölkerung seien schwer psychisch krank, 2 Prozent seien psychisch krank, 20 Prozent seien »of mental ill health« – von schlechter psychischer Gesundheit. Ähnliche Zahlen wurden in den Siebzigerjahren aus Deutschland und der Schweiz berichtet.

## Werden psychische Störungen häufiger?

Seither ist immer wieder von einer Zunahme psychischer Störungen die Rede. Die Zahlen, die dazu veröffentlicht werden, sind mit Skepsis zu betrachten. Dahinter stehen oft irgendwelche Interessengruppen, die für mehr Psychotherapie, für mehr antidepressive Medikamente oder mehr Geld für das Gesundheitswesen werben. Das mögen legitime Anliegen sein, aber solche aus der Luft gegriffenen Zahlen verzerren das Bild.

In diesen Zusammenhang gehört auch eine sozialwissenschaftliche Erhebung, deren Ergebnisse vor einiger Zeit (ohne überprüfbare Quellenangabe) in der Presse veröffentlicht wurden. Danach fühlten sich Anfang dieses Jahrzehnts 60 Prozent der Deutschen psychisch gesund, während es zehn Jahre zuvor nur 40 Prozent gewesen seien. Solche Zahlen zeigen den subjektiven Faktor bei solchen Erhebungen (oder die Unseriosität des Untersuchungsansatzes). Es besteht kein nachvollziehbarer Grund, warum heute 20 Prozent der Bevölkerung kränker oder gesünder sein sollten als vor zehn Jahren. Und es besteht schon gar kein Anhaltspunkt dafür, dass heute 60 Prozent der Bevölkerung psychisch krank sind.

Seriöser sind die jährlich veröffentlichten Angaben von Kranken- und Rentenversicherungen, die über eine Zunahme der wegen psychischer Störungen behandelten Patienten berichten bzw. über eine Zunahme der Frühverrentung wegen psychischer Krankheit. Allerdings bedürfen solche Zahlen der Interpretation. Die Zunahme von psychiatrisch-psychotherapeutischen Behandlungen kann man auch positiv interpretieren, denn nicht die Zahl der Kranken hat zugenommen, sondern die Zahl derjenigen, die die vorhandenen Behandlungsangebote annehmen. Das wäre eine gute Nachricht. Die Zunahme der Frühverrentungen wegen psychischer Krankheit ist eher Anlass, sich über den Zustand der Arbeitswelt und die Toleranz der Arbeitgeber Sorgen zu machen, denn als Indiz für eine Zunahme der Häufigkeit psychischer Störungen.

Der Sozialpsychiater Klaus Dörner bringt die gelegentliche Absurdität solchen Jonglierens auf den Punkt: Er hat über ein Jahr in Tageszeitungen veröffentlichte Angaben zur Häufigkeit psychischer Störungen aufgeschrieben und dabei festgestellt, dass danach jeder von uns zu jedem gegebenen Zeitpunkt an durchschnittlich 2,6 psychischen Krankheiten leiden müsste (Dörner, mündliche Mitteilung)!

Wenn wir all dies zusammennehmen, kann unsere Zwischenbilanz nur sein: Die scheinbare Dichotomie von seelischer Gesundheit und psychischer Krankheit ist ein fragwürdiger Indikator für die Frage nach Normalität oder Nicht-Normalität.

## Gemessene Häufigkeit: psychiatrische Epidemiologie

Wir haben gesehen: Die behauptete und die tatsächliche Häufigkeit von psychischen Störungen eignet sich hervorragend für eine Diskussion – das gilt insbesondere dann, wenn es um die Vertretung von Interessen geht. Dabei müssen wir aber nicht stehen bleiben. Die Häufigkeit psychischer Störungen ist einer der wichtigen Gegenstände der psychiatrischen Epidemiologie. Und die hat einige Grundregeln. Die wichtigste lautet: Sowohl der Forscher wie der Adressat der Ergebnisse müssen wissen, auf welche Weise mitgeteilte Daten gewonnen und wie sie interpretiert worden sind. Aussagen sind wertlos, wenn nicht klargestellt wird, was ihre Basis ist.

So unterscheidet man ganz allgemein die Inzidenz von Ereignissen (das erstmalige Vorkommen in einem bestimmten Zeitraum) und die Prävalenz (das Vorhandensein in einem definierten Zeitraum). Bei der Inzidenz psychischer Störungen unterscheidet man meistens zwischen der Häufigkeit des erstmaligen Auftretens einer Erkrankung innerhalb eines Jahres oder des ganzen Lebens. Bei der Prävalenz geht es um das Vorhandensein von Störungen an einem Stichtag, in einem Monat oder in einem Jahr. Wichtig ist außerdem, ob es um Daten von behandelten Kranken geht oder ob die Daten durch eine Reihenuntersuchung oder gar eine Bevölkerungsuntersuchung gewonnen wurden.

Die psychiatrische Epidemiologie ist mittlerweile eine traditionsreiche Angelegenheit. Sie markiert den Anfang der modernen Sozialpsychiatrie. Weitergehende Informationen zu den Konzepten und Methoden der psychiatrischen Epidemiologie vermittelt die Monografie von Mezzich und Kollegen (1994).

Tatsächlich hilft uns die psychiatrische Epidemiologie weiter, wenn wir der Häufigkeit psychischer Störungen nachspüren. Zwei relativ neue, hoch qualifizierte Studien liefern uns verhältnismäßig zuverlässige Daten zur Inzidenz und Prävalenz psychischer Störungen; zur Inzidenz die von Carsten Pedersen und anderen (2014) und von Jacobi und anderen (2014) zur Prävalenz. Bei Pedersen geht es auf der Grundlage des nationalen dänischen Fallregisters psychischer Störungen um die Lebenszeitinzidenz psychischer Störungen (behandelter Patienten). Der Gruppe um Jacobi geht es um die Jahresprävalenz psychischer Störungen (nicht behandelter und behandelter Kranker) auf der Grundlage des deutschen Gesundheitssurveys von 2010.

Die dänische Gruppe um Pedersen kommt auf eine Lebenszeitinzidenz psychischer Störungen von fast 38 Prozent mit Schwerpunkten bei organisch bedingten oder mitbedingten Störungen (12 Prozent), fiktiven Störungen (5,7 Prozent), neurotischen und stressbedingten psychischen Störungen (19 Prozent) sowie Persönlichkeitsstörungen (7 Prozent). Bemerkenswert ist außerdem die Rate an Störungen aus dem schizophrenen Formenkreis und schizoaffektive Psychosen mit fast 4 Prozent (genauer: 3,67 Prozent).

Die deutsche Gruppe erhebt eine Jahresprävalenz von rund 28 Prozent (27,7 Prozent) ohne Berücksichtigung der psychiatrischen Alterserkrankungen, mit Schwerpunkten bei den Störungen durch Substanzmissbrauch (16,6 Prozent), affektive Störungen (9,3 Prozent) sowie Angststörungen mit 15,3 Prozent. Psychotische Störungen werden mit 2,3 Prozent angegeben.

Die Unterschiede zwischen den beiden Untersuchungen hängen weder damit zusammen, dass die eine in Dänemark, die andere in Deutschland durchgeführt wurde. Vielmehr weisen die niedrigeren Zahlen in der Prävalenzuntersuchung darauf hin, dass die meisten psychischen Erkrankungen auch wieder abklingen oder ausheilen. Sie mögen zwar rezidivieren oder chronifizieren, aber sie dauern in der Regel nicht lebenslang an. Im Übrigen sind die Zahlen über die relative Häufigkeit davon beeinflusst, dass beide Untersuchungen unterschiedliche Altersgruppen umfassen. Mit anderen Worten: Selbst diese Ergebnisse müssen vor dem Hintergrund der Erhebungsmethoden interpretiert werden. Obwohl beide wissenschaftlich solide durchgeführt worden sind, sind ihre Ergebnisse nicht in Stein gemeißelt, denn beide Untersuchungen unterscheiden in ihren Ergebnissen nicht zwischen schweren und leichten psychischen Erkrankungen, also zwischen behinderungsträchtigen Krankheiten und Befindlichkeitsstörungen.

## *Schussbemerkung*

Mit den vorherigen Feststellungen sind wir wieder bei der utopischen Definition der Weltgesundheitsorganisation: Wenn mit Gesundheit das vollkommene körperliche, seelische und soziale Wohlbefinden gemeint ist, gibt es in der Tat keine andauernde psychische und (vermutlich) auch keine körperliche Gesundheit.

Allerdings zeigen die genannten Zahlen, mit wie vagen Begriffen und Definitionen wir es zu tun haben, wenn wir uns über psychische Gesundheit und ihre Störanfälligkeit Gedanken machen. Sie zeigen zudem, dass psychische Gesundheit und psychische Krankheit labil, außerordentlich stark von subjektiven Wahrnehmungen und vom subjektiven Erleben geprägte Zustände sind, die über weite Strecken des Kontinuums zwischen beiden eine Abgrenzung sehr schwer machen. In diesem Spannungsfeld wird das *subjektive* Leiden des Einzelnen zum Kriterium der Differenzierung zwischen Gesundheit, Störung der Befindlichkeit und psychischer Krankheit. Wir sind gut beraten, wenn wir das erkennen und anerkennen. Schwierigkeiten sind insbesondere dort zu erwarten, wo die psychiatrische Fachwelt und wir alle in unserem Alltagsvollzug Einzelnen unserer Mitbürgerinnen und Mitbürger psychische Störungen *zuschreiben*, die Betroffenen diese Zuschreibung aber nicht annehmen können oder wollen.

Ja, es ist so, dass wir Menschen sehr anfällig sind dafür, aus unserem psychischen Gleichgewicht zu kommen, vor allem unter massiven Stressbedingungen. Dabei handelt es sich aber mitnichten immer schon um eine Krankheit – und schon gar nicht liegen entsprechende Menschen mit grundsätzlichen oder punktuellen psychischen Beeinträchtigungen außerhalb einer Norm oder Normalität!

# Normales Verhalten? Zeichen und Symptome

Soziales Verhalten und subjektive Befindlichkeit zeichnen sich durch charakteristische Merkmale aus. Solche Merkmale werden im Alltag vor allem herausgestellt, wenn es um die Wahrnehmung von Auffälligkeiten geht – positive oder negative. Dabei mag es darum gehen, dass ein Mensch besonders belastbar oder eben wenig belastbar ist. Dann sucht man nach Zeichen, die das erklären. Solche Zeichen können auch bei der Frage nach psychischer Gesundheit oder Krankheit eine Rolle spielen. Und auch sie können auffällig oder unauffällig sein. Meist sind sie Letzteres. Wenn sie auffällig oder störend sind, muss man sich gegebenenfalls überlegen, ob man es mit Symptomen zu tun hat, mit Zeichen eines körperlichen oder psychischen Leidens. Die sollten wir dann ernst nehmen und abklären. Wir dürfen aber nie vergessen, dass wir es im Alltag primär mit alltäglichem, mit normalem sozialen Verhalten und normalen Befindlichkeiten zu tun haben.

Befindlichkeiten sind übrigens nur sehr begrenzt der Beobachtung zugänglich, denn sie zeigen sich über »Mitteilungen« der Betroffenen – oder auch nicht. Jemand sagt: »Ich fühle mich gut« oder »Ich strotze vor Energie«. Wenn jemand das sagt, finden wir, das sei ein gutes Zeichen. Oder jemand sagt: »Ich bin so müde und schlapp«, das ist dann ein weniger gutes Zeichen. Unter gewissen Umständen kann es sogar ein Symptom von etwas sein, dem nachzugehen lohnt. Wichtig ist: Alles dies bewegt sich im Bereich des Normalen!

Ich versuche im Folgenden klarzustellen, dass soziales Verhalten durch fassbare Merkmale charakterisiert ist. Ich nenne sie »Zeichen« und »Symptome«. Dabei sind Zeichen Beschreibungen ohne implizite Bewertungen. Bezeichnen wir aber Merkmale des Verhaltens oder der Befindlichkeit als »Symptome«, bewerten wir sie eindeutig als Zeichen von etwas Störendem, als etwas, was nicht da sein *sollte*, als Merkmal einer möglichen sozialen, körperlichen oder psychischen Störung – eben als Symptom, das gegebenenfalls den Verdacht einer Erkrankung aufkommen lässt. Bestimmte Verhaltensmerkmale werden als Zeichen dafür wahrgenommen, dass ihr Träger absichtlich oder unabsichtlich gegen kulturelle oder soziale Normen verstößt. Dann werden sie als Zeichen »abweichenden« Verhaltens bewertet. Sie werden dadurch aber nicht zum »Symptom«. Niemand würde auf den Gedanken kommen, es handele sich bei einem solchen Regelverstoß um etwas »Nichtnormales«. Abweichendes Verhalten zieht Kritik oder Widerspruch nach sich. In schwerwiegenden Fällen zieht es soziale Sanktionen nach sich.

Die soziale Umgebung braucht offenbar keine formale Codierung, keinen geschriebenen Kodex, um solche Regelverstöße zu erkennen. Die Mitglieder der jeweiligen sozialen Gruppe »wissen« einfach, was richtig oder falsch ist. Oder sie meinen, es zu wissen. Und diese Haltung *gilt* zunächst einmal. Das Richtige ist die Norm, deren Einhaltung erwartet werden kann. In diesem Prozess wird aber an keiner Stelle die Normalität des Verhaltens infrage gestellt – auch wenn gelegentlich Sprüche wie »Der ist doch nicht normal!« fallen.

»Symptome« haben eine andere Qualität. »Symptom« ist im Griechischen das Wort für Zufall. Aber es wurde seit dem 16. Jahrhundert von der Medizin vereinnahmt als »widernatürlicher, krankheitsbedingter Zufall«, als »Krankheitserscheinung«. Ein Symptom ist also beschreibend und wertend zugleich. Wenn wir etwa von einem Schnupfen reden, meinen wir nicht nur die »laufende Nase«, sondern auch die Erkältung, die damit verbunden ist – oder die Allergie, die Rhinitis Allergica. Dieses Beispiel macht deutlich, dass für die Interpretation von Symptomen ein Mindestmaß an – medizinischen – Kenntnissen nützlich ist.

*Die Frau als Hausärztin* (ein 3-Millionen-Bestseller aus der Zeit von 1901 bis 1979) hat sich zwar nicht gänzlich überlebt, sie führt aber im Zeichen der modernen Medizin, wie andere Laien-Behandler, ein Schattendasein. Symptome sind in der Gegenwart als Zeichen von Störungen zu deuten, über die sich die Medizin die Interpretationshoheit angeeignet hat.

Anders als bei der Wahrnehmung und Beschreibung von Zeichen sozialen Verhaltens und Empfindens reicht die Feststellung eines Symptoms zur Beurteilung seiner Bedeutung nicht aus. Es reicht nicht einmal, wenn der Beurteiler ein Arzt ist. Symptome müssen in ein System eingeordnet und in einen – fachspezifischen – Zusammenhang gestellt werden. Dazu ist es notwendig, eine Vorgeschichte (Anamnese) zu erheben, nach weiteren Symptomen zu fragen und schließlich einen (summarischen) Befund zu erstellen. Um alles dies zu leisten, hat die moderne Medizin einen gigantischen Apparat aufgebaut. Der Umgang damit verlangt entsprechende Kenntnisse, medizinisches Wissen und klinische Erfahrungen. Die Feststellung von Symptomen von klinischem Gewicht bedeutet aber nicht, dass damit die Grenzen des Normalen des Verhaltens oder der Befindlichkeit überschritten werden. Ich will versuchen, das anhand einiger Beispiele darzustellen: an der Angst, der Depression und der beginnenden Demenz.

**Angst** Angst ist uns allen geläufig. Wenn sie uns scheinbar grundlos aus »heiterem Himmel« überfällt, sind wir am ehesten bereit, darüber zu sprechen, den Hausarzt aufzusuchen und Hilfe anzunehmen. Es hat sich weitgehend herumgesprochen, dass Angst eine Krankheit oder ein Krankheitssymptom sein kann – genauso wie Schlaflosigkeit oder Kopfschmerzen. Es hat sich ebenso herumgesprochen, dass es angstlösende oder angstdämpfende Medikamente gibt – die weitverbreiteten Tranquilizer. Es hat sich auch herumgesprochen, dass diese Medikamente mit Vorsicht zu genießen sind, weil sie potenziell abhängig machen. Angst gehört im Alltag zu jenen Symptomen psychischer Störungen, die am ehesten ein angemessenes Hilfesuchverhalten auslösen. Das alles ist völlig »normal«.

**Depressionen** Mit depressiven Störungen kann es ähnlich sein. Man redet mit seinen Angehörigen und Freunden darüber, dass man so schlapp sei, so lustlos, so bedrückt, ohne dass eigentlich ein Grund dafür vorliege. Man klagt, dass man schlecht schläft, dass man einen Druck auf der Brust verspürt, dass die Tage einem morgens wie Berge erscheinen, dass man seine Arbeit kaum mehr schafft, den Haushalt vernachlässigt, keinen Menschen mehr sehen mag und vieles andere mehr. Der Rat, einen Arzt oder eine Psychologin aufzusuchen, ist eine Möglichkeit.

Leider ist der Weg zu angemessener Hilfe bei solchen Symptomen nicht so geradlinig wie bei der akuten oder wiederkehrenden Angst. Zunächst sind Reaktionen wie »Mir ist es auch schon so gegangen, das geht schon wieder vorbei« oder »Du musst dich eben ein bisschen zusammennehmen!« bis zu »Stell dich nicht so an!« eher die Regel als die Ausnahme.

Das hängt gewiss auch damit zusammen, dass uns allen die depressive Gestimmtheit geläufig ist, weil wir sie alle erlebt haben und auch wissen, dass wir sie wiedererleben werden, dass wir immer Gründe dafür gefunden haben und dass sie nach mehr oder wenige Zeit von allein wieder verschwunden ist. Aber wenn sie anhält, dauert es nicht lange, bis unsere Angehörigen und Freunde uns raten: »Willst du nicht doch mal zum Arzt gehen?«, oder sagen: »Mit dir stimmt doch was nicht!« Meist sind es dann die körperlichen oder die körperlich gefühlten Symptome wie Abgeschlagenheit, Antriebslosigkeit, Verspannungen, Schlaflosigkeit, Druck auf der Brust, die uns zum Arzt führen.

**Demenz-Frühsymptome** Nicht anders ist es bei den Frühsymptomen der Alzheimer'schen Erkrankung. Wir alle machen unsere passenden oder weniger passenden Scherze, wenn wir etwas vergessen haben, wenn wir nicht auf einen Namen oder ein bestimmtes Wort kommen. Wenn allerdings die Krankheit wirklich vorliegt, beginnt erst einmal ein langer Prozess der schmerzlichen Selbstwahrnehmung, der zunehmend ungeduldigen, manchmal gereizten Fremdwahrnehmung der Krankheitszeichen und ihrer Folgen, bevor sie endlich als Krankheitssymptome erkannt werden. Allerdings sei davor gewarnt, solche Zeichen allzu schnell als »Symptome« zu interpretieren. Das Gedächtnis spielt uns allen gelegentlich Streiche; und eine gewisse Konfusität gehört offenbar bei vielen Menschen dazu. Erinnert sei nur an den legendären zerstreuten Professor.

Diese Beispiele zeigen, dass – fast – alles, was wir als Krankheitszeichen wahrnehmen und interpretieren könnten, Ausdruck von Alltagsstress, situativen Beeinträchtigungen oder äußeren Störungen, von Reaktionen auf ängstigende oder unerwartete Ereignisse, von Übermüdung, von verständlichem Kummer und von Sorge oder Begleiterscheinung beziehungsweise Folge eines banalen grippalen Infekts oder anderer leichterer körperlicher Erkrankungen sein kann – und es meistens auch ist. Umgekehrt *kann* alles, was uns in unserem psychischen Befinden beeinträchtigt beziehungsweise stört oder was andere an uns merkwürdig finden, auch ein Symptom sein. Aber auch dann besteht zunächst einmal kein Anlass, an der »Normalität« der Kranken zu zweifeln, denn auch Krankheit gehört in das Kategoriensystem der sozialen Normalität.

## Ein Symptom macht noch keine Krankheit

Weil *ein* Symptom noch keine Krankheit macht, ist es wichtig, festzuhalten, dass nicht das Symptom die Krankheit macht, sondern dass das gleichzeitige Auftreten *mehrerer* Symptome, vor allem wenn sie ein bestimmtes Muster haben, Ausdruck einer Erkrankung sein können – und sind es manchmal auch, aber keineswegs immer. Für die Erkrankten selbst und für ihre Umgebung bleibt es aber schwierig, das zu beurteilen. Es hängt von allen möglichen inneren und äußeren Rahmenbedingungen ab, ob und wann der Betroffene psychologische oder ärztliche Hilfe sucht – und braucht. Aber selbst dann ist längst noch nicht alles entschieden. Der amerikanische Soziologe Erving Goffman hat einmal gemeint, eine solche Konstellation sei nicht mehr als die Erlaubnis für den Arzt, mit einer Untersuchung zu *beginnen* (GOFFMAN 1963 / 1974; FINZEN 2015). Was dabei herauskommt, bleibt bei uneindeutiger Symptomatik oft zunächst einmal offen. Der vorsichtige und gewissenhafte Psychiater verhält sich, solange er das verantworten kann, abwartend. Gewiss kann es ebenso verheerende Folgen haben, die fälschliche oder vorschnelle Feststellung einer schweren psychischen Krankheit zu diagnostizieren, wie eine solche Krankheit zu übersehen.

Wie heikel die komplexe Lage im Vorfeld beginnender psychischer Störungen sein kann, zeigt eine berühmte amerikanische epidemiologische Untersuchung: Die mittlerweile sechzig Jahre alte Midtown-Manhattan-Studie (SORTE u. a. 1962), eine Fragebogen-Untersuchung, die bei rund 80 Prozent der Bevölkerung sogenannte psychiatrische Symptome feststellte. Sie ist damals von Kritikern als Beleg dafür interpretiert worden, wie vage die Definition psychischer Krankheiten sei und auf wie unsicherem Boden die Psychiatrie stehe. Aber das ist falsch. Die mittlerweile legendäre Untersuchung hat vielmehr bereits damals gezeigt, wie heikel es ist, aus Einzelsymptomen Rückschlüsse zu ziehen.

Sie unterstreicht im Übrigen Goffmans frühe Feststellung, er kenne kein einziges psychisches Symptom, keine »krankhaften« Verhaltensweisen, die nicht auch bei psychisch Gesunden vorkämen. Mit dieser Feststellung schließt sich ein Kreis: Auch scheinbar deutliche Symptome von Krankheit können in Wahrheit Zeichen sein, die zwar irritieren, aber nichts mit einer Erkrankung zu tun haben.

Möglicherweise ist die Midtown-Manhattan-Studie aufgrund methodischer Einschränkungen sogar zu einer zu niedrigen Rate gekommen: Wer ist in den letzten vier Wochen nicht irgendwann einmal bedrückt gewesen, aus nichtigem Anlass gereizt oder verängstigt, hat die übliche Energie oder den Antrieb vermisst?

Alles das ist im Übrigen in der Körpermedizin nicht anders. Man muss nicht krank sein, wenn man gelegentlich Kopfschmerzen hat, wenn man zur falschen Zeit schwitzt oder fröstelt, wenn man sich abgeschlagen fühlt, wenn einem mal übel ist oder wenn man Durchfall oder Verstopfung hat. Alles das können Krankheitssymptome oder Vorboten von Krankheiten sein. Es kann aber auch Ausdruck der Komplexität der vielfältigen Funktionszusammenhänge des menschlichen Körpers sein, und meistens ist es das auch.

In der Psychiatrie ist die Bewertung des potenziellen Symptoms – oft Zeichen eines Verhaltens beziehungsweise einer bestimmten Befindlichkeit – davon abhängig, in welcher Situation, in welchem sozialen oder kulturellen Zusammenhang es auftritt oder ob es bei demjenigen Menschen immer vorhanden war, also gleichsam Teil seines Lebenslaufes und seiner Persönlichkeit ist. Nur wenn diese Fragen geklärt sind, ist eine psychopathologische Interpretation von »auffälligem« Erleben oder Verhalten zulässig.

## Beurteilungsprozesse

Von psychiatriekritischer Seite ist immer wieder eingewendet worden, »die« Psychiatrie treffe ihre Entscheidungen willkürlich, zumindest aber aufgrund unsicherer und unzuverlässiger Daten. Tatsache aber ist, dass der fachpsychiatrischen fast immer eine schmerzliche Laiendiagnostik vorausgegangen ist, wenn der Kranke nicht ohnehin aufgrund seines subjektiven Leidens selbst Hilfe sucht. Soziologische Beobachter des Geschehens sind so weit gegangen, festzuhalten, dass dem Psychiater vor allem bei psychotischen Störungen lediglich eine Art »notarieller Funktion« zukomme. Er beglaubige der Umgebung des Betroffenen, dass diese ihn nicht zu Unrecht mit negativen Sanktionen belegt hat, die oft von Zurückweisung und Ausschluss gekennzeichnet sind. Das hat (auch positive!) Konsequenzen für das weitere soziale Leben der Beteiligten, denn es beglaubigt zugleich, dass der Betroffene krank und nicht etwa böswillig oder gar kriminell ist.

Voraussetzung dafür ist zunächst einmal, dass ein Kontakt zu einer Person, die dafür ausgebildet ist, hergestellt wird. Im Idealfall vollzieht sich das wie bei körperlichen Erkrankungen: Der Leidende sucht den Arzt auf und bittet um Rat: »Ich fühle mich nicht wohl, mich plagt dies und jenes; früher war das ganz anders; ich habe ein Problem ...« Das ist umso häufiger so, je besser psychische Krankheiten sozial akzeptiert werden. Im Alltag ist das allerdings immer noch weitgehend illusorisch. Es kommt aber auch vor, dass Dritte die Ärztin oder den Psychologen um Rat bitten, weil sich der Mensch in ihrer Umgebung verändert hat, weil er sich auffällig verhält, seltsame Vorstellungen entwickelt hat oder neuerdings aus nichtigem Anlass mit anderen Menschen aneinandergerät. In solchen Fällen wächst der soziale Druck auf die Betroffenen, sich doch endlich Hilfe zu suchen. Sie hören immer häufiger den Vorwurf mangelnden guten Willens, mangelnder Einsicht.

Beides mag zutreffen, aber wir dürfen nicht übersehen, dass die Bereitschaft, Störungen des psychischen Befindens als Krankheit zu akzeptieren, eben schwerwiegende soziale Konsequenzen haben kann. Der soziale Status des psychisch Erkrankten ist zunächst einmal vor allem von Verunsicherung und sozialer Unsicherheit gekennzeichnet. Deshalb gibt es gute Gründe für ihn, eine solche Vermutung zurückzuweisen und seine Beschwerden anders zu erklären. Dann ist vorschnell davon die Rede, der kooperationsunwillige mutmaßliche Kranke habe keine Krankheitseinsicht. Damit allerdings macht es sich gerade die Fachwelt allzu leicht.

## *Schussbemerkung*

Die zentrale Aussage dieses Kapitels ist: Im Prinzip ist alles *normal.* Aber manches kann man auch anders sehen. Dann hieße es wieder: Alles ist relativ. Aber auch das ist wenig befriedigend. Wer würde sich schon im alltäglichen Leben einen Katalog von Zeichen und Symptomen zur Einschätzung des Verhaltens seiner Mitmenschen aufstellen? Aber wer meint, es handele sich dabei um die Vorstellung der Folterwerkzeuge von Psychiatrie und klinischer Psychologie, macht es sich auch zu einfach: Das Instrumentarium in diesen Fachdisziplinen der Verhaltensbestimmung und -beeinflussung ist für sich betrachtet harmlos – einerseits. Andererseits: Was ich hier vorgestellt habe, ist das Instrumentarium dieser Disziplinen zum einen zur Feststellung ihrer Zuständigkeit, zum anderen zur Abschätzung ihrer Interventionsmöglichkeiten. Ich werde das in den nachfolgenden Kapiteln zeigen.

Zunächst einmal ist aber wichtig, dass es um Normalität geht und nicht um die Abweichung davon, denn erst wenn die Kategorien der Normalität nicht mehr greifen, ist es erlaubt, sich mit abweichendem Verhalten und Empfinden zu befassen und zu versuchen, das einzuordnen.

# Normalität, Befund und Befindlichkeit

In den vorangegangenen Kapiteln habe ich mich vorrangig mit Normalität und psychischer Gesundheit befasst, nur ausnahmsweise mit ihrer Störung, mit psychischen Erkrankungen. Der Blickwinkel in unserem sozialen Leben des Alltags ist an der Normalität, an der Gesundheit der Menschen ausgerichtet, zumindest sollte er das sein. Im letzten Kapitel habe ich gezeigt, dass Zeichen des Verhaltens, die von der Norm abweichen, von der Medizin, besonders der Psychiatrie, unter bestimmten Voraussetzungen als Symptome, als Krankheitssymptome begriffen werden. In der Regel gelten diese aber zunächst als abweichendes soziales Verhalten, das gegebenenfalls der Korrektur durch soziale Sanktionen bedarf. Um »Krankheit« geht es sehr lange nicht. Die »normale« soziale Umgebung versucht, abweichendes Verhalten zu »normalisieren« – als normal zu interpretieren, denn damit kann sie umgehen.

Mit »psychisch krankem« Verhalten kann sie das nicht. Irgendwann kommt ein kritischer Punkt, an dem die Grenzen zum krankhaften Verhalten auch für die Laienwelt überschritten werden. Das ist für alle beunruhigend. Und das ist dann die Stunde der Experten, der Psychiater. Vorher ist sie das nicht. Übrigens interpretieren auch Psychiater abweichendes Verhalten in ihrer Umgebung zunächst selbstverständlich in normalpsychologischen Kategorien, wie oben bereits angedeutet. Anders als andere verfügen sie aber über ein fachliches Instrumentarium, das es ihnen erlaubt, jenseits von Gefühlen und Eindrücken anhand bestimmter Kriterien zu klären, ob das, was sie in dieser spezifischen Situation mit diesem Menschen erleben, Ausdruck einer psychischen Krankheit ist oder nicht. Denn es gibt vielfältige Gründe für ein Verhalten, das andere Menschen als abweichend begreifen, und für Emotionen, die andere Menschen als ungewöhnlich und unangemessen erleben. Allerdings sei hinzugefügt, dass die situative Beurteilung auch des Experten zunächst im Vorläufigen verfahren muss und dass das Beurteilungssystem, auf das sie sich stützt, eine Konvention ist. Es versteht sich fast von selbst, dass es dabei um eine fehleranfällige Angelegenheit geht. Man sollte aber nicht unterschätzen, dass es sich um ein transparentes System handelt, das nachvollziehbar macht, wie psychiatrische Experten zu ihrer Beurteilung kommen.

## Der Psychiater übernimmt – der Befund

Wenn der Psychiater aufgefordert ist, zu »übernehmen«, vollzieht sich ein Perspektivwechsel. Dann stehen plötzlich nicht mehr Normalität und Normalisierung im Vordergrund, sondern die Suche nach einer »Störung«, die gegebenenfalls zur Diagnose einer psychischen Erkrankung führen kann. Der Psychiater betrachtet die Merkmale des Verhaltens des Betroffenen nicht mehr als zunächst neutrale Zeichen, sondern er prüft vielmehr, ob sie Zeichen einer psychiatrischen Störung sein könnten, also »Symptome«. Das auffällige Verhalten, das die Umgebung beobachtet hatte, wird nun kritisch auf seine »Normalität« hin, auf seine *potenzielle* Psychopathologie hin überprüft. Allerdings darf die Feststellung des Vorhandenseins von Symptomen nicht ohne Weiteres zu einer Diagnose führen. Die Symptome müssen auf ihr Gewicht, auf ihre Bedeutung hin geprüft werden. Aus den vorhandenen Einzelsymptomen wird dann ein Mosaik, ein Bild, das in seiner Zusammenschau das ergibt, was man in der Medizin einen »Befund« nennt. Dieser Befund kann das Vorhandensein einer psychischen Störung bestätigen oder aber widerlegen. Dann heißt es in der Medizin, der Befund sei negativ; der Untersuchte sei »ohne Befund«. Allerdings gibt es nur selten ein »alles oder nichts«. Viel häufiger als der Befund einer krankhaften Störung lautet der Befund »Störung der Befindlichkeit«, die sich im großen Zwischenbereich von Gesundheit und Krankheit bewegt und deren Bedeutung für Interpretationen offen ist.

In der Begegnung zwischen Arzt und Patient geht es zunächst nicht primär um die Suche nach Symptomen. Beide führen erst einmal ein Gespräch miteinander – zumindest sollte es so sein. Der Arzt fragt den Kranken – den *potenziellen* Kranken – nach seinem Anliegen. Er fragt ihn, was er für ihn tun kann, welche Beschwerden beziehungsweise Auffälligkeiten er hat. Seit wann diese bestehen. Ob er vorher schon einmal ähnliche Probleme gehabt hat. Er erhebt eine Vorgeschichte, eine Anamnese. Erst danach beginnt der Arzt eine klinische Untersuchung mit dem Ziel, einen Befund zu erheben, sich ein Bild vom (Gesundheits-)Zustand des Patienten zu machen. Auf dem Wege dahin sucht er nach Hinweisen, die auf eine Krankheit deuten *könnten*. Findet er keine, wird er dem Patienten mitteilen, er sei gesund. Auf jeden Fall sei er nicht psychisch krank. Vorrangig konzentriert er sich allerdings auf die Suche nach etwaigen Krankheitszeichen, also den Symptomen. Dabei können auch Zeichen wie Müdigkeit oder schlechter Schlaf in einem größeren Zusammenhang als Symptome interpretiert werden. Ärzte werden immer wieder kritisiert, weil sie ihren Blick auf das Krankhafte, das Pathologische konzentrieren, allerdings kann das gar nicht anders sein. Ärzte sind Experten für Krankheiten, nicht für Gesundheit – obwohl sie Letzteres gerne sein möchten.

## Das Instrumentarium

Der Arzt führt seine psychiatrische Untersuchung durch, indem er den Patienten eingehend und gezielt befragt und ihn in seinem Verhalten beobachtet. Noch mehr als bei einer körperlichen ist er bei der psychiatrischen Untersuchung auf die Kooperation des Patienten angewiesen. So bittet er den Patienten, ihm über seine Befindlichkeit Auskunft zu geben, ihm Selbstbeobachtungen mitzuteilen. Ist dieser dazu nicht bereit oder in der Lage, bleibt die Untersuchung unvollständig. Wichtig: *Es gibt eine ganze Reihe von Symptomen, die nur festzustellen sind, wenn der Patient seine Wahrnehmung von sich selbst und von der Welt mitteilt und wenn er über sein Erleben berichtet.*

Abschließend fasst der Arzt das, was er gehört und beobachtet hat, systematisch zu einem Befund zusammen. Dazu bedient er sich eines Kategoriensystems, beispielsweise in Form des AMDP-Kataloges. Dabei handelt es sich um ein System, das in einem langjährigen Diskussionsprozess von der Arbeitsgemeinschaft für Methodik und Dokumentation in der Psychiatrie (AMDP 2015) für den deutschsprachigen Raum bereits in den Siebziger- und Achtzigerjahren des vergangenen Jahrhunderts ausgearbeitet worden ist. Es handelt sich um ein standardisiertes Untersuchungsverfahren, in dem die Ergebnisse der diagnostischen Befragung und der damit verbundenen Beobachtungen systematisiert werden. Es gibt auch andere klassische Verfahren, aber auf dieses System werde ich mich im Folgenden stützen.

Die psychiatrische Untersuchung erfolgt ebenso wie die körperliche systematisch. Der Arzt führt zwar ein offenes Gespräch, dabei beachtet er heute aber ein standardisiertes Untersuchungsverfahren. In früheren Zeiten war ein solches Verfahren mehr oder weniger »selbst gestrickt« aufgrund eigener Erfahrungen und eigenen Wissens, etwa des Lehrbuchwissens. Dabei hat sich jedoch gezeigt, dass die Untersuchungen oft lückenhaft blieben, vor allem aber, dass die Untersuchungsergebnisse zwischen verschiedenen Untersuchern nicht miteinander vergleichbar waren, also allzu subjektiv gefärbt blieben. Auf diese Weise entstand eine große diagnostische Unsicherheit. Außerdem hat sich gezeigt, dass der Blickwinkel der Untersucher von ihren beruflichen Biografien in Universitäten und Kliniken stark geprägt war, die etwa bestimmte Diagnosen bevorzugten (Häfner u.a. 1967).

Gar nicht mehr vergleichbar waren die Untersuchungsergebnisse aus verschiedenen Ländern. So stellte sich etwa in den Sechzigerjahren heraus, dass die Diagnose der Schizophrenie in den USA doppelt so häufig gestellt wurde wie in den europäischen Ländern. Diese Feststellungen wiesen nicht nur auf mangelnde Vergleichbarkeit der Forschungsergebnisse aus diesen unterschiedlichen Ländern und Kulturen hin, sie zeigten auch ein grundlegendes Dilemma psychiatrischer Diagnostik. Das war der Anlass für die Erarbeitung standardisierter Untersuchungsverfahren wie das AMDP, aber auch von internationalen Klassifikationssystemen, zum Beispiel von der Weltgesundheitsorganisation die ICD, die allerdings erst in ihrer zehnten Fassung so komplex gestaltet wurde, dass sie die internationale Vergleichbarkeit gewährleistete. Einen Sonderweg beschritt die Amerikanische Psychiatrische Gesellschaft (APA) mit ihrem diagnostisch-statistischen Manual der psychischen Störungen (DSM) von der dritten Version an. Ob diese Klassifikationssysteme die individuelle Diagnose besserer und sicherer machten, ist eine Frage, die wir uns noch zu stellen haben.

## »Nicht normal« und krankhaft – Symptome

Psychiatrische Symptome sind Zeichen, Unregelmäßigkeiten und Auffälligkeiten, die als Abweichung von der Norm verstanden oder empfunden werden und nicht mehr als »normal« durchgehen. Ihre Gewichtung ist dabei eine Frage des Ermessens. Die vielen Skalen, die auch in der Psychiatrie üblich geworden sind, vermitteln eine Scheinobjektivität, denn gemessen werden nicht Tatsachen, sondern die Ergebnisse von Beobachtungen, Selbstauskünften und Beurteilungen. Es handelt sich dabei um »weiche« Daten, um qualitative Daten über Symptome und Zeichen, die auf Ziffern reduziert und auf dem Umweg über die Addition pseudoquantifiziert werden. Psychiatrische Skalen und Tests täuschen eine Objektivität vor, die sie wegen ihrer eher vagen Grundlagen niemals haben *können*.

Wenn man sich dessen bewusst ist, helfen Beurteilung und Ermessen dem erfahrenen Untersucher dennoch weiter. Sie erlauben es, erkannte Symptome und Zeichen in einem psychiatrischen Befund oder zu einem Syndrom zusammenzufassen, etwa einem depressiven, paranoiden oder psychoorganischen Syndrom. Voraussetzung dafür ist die Kenntnis der häufigsten Symptome und ein Einverständnis darüber, was die Begriffe, mit denen sie benannt werden, bedeuten.

Ich habe das AMDP-System, das mittlerweile in der neunten Auflage (2016) vorliegt, für meine Darstellung ausgewählt, weil es mir am besten geeignet scheint, den Weg zu verdeutlichen, auf dem der Psychiater zu seiner Beurteilung des psychischen Zustandes eines Menschen gelangt. Außerdem handelt es sich um ein System, das im deutschsprachigen Bereich allgemein verbreitet ist, auch wenn es im Zuge der aktuellen Klassifikationen von ICD-10 und DSM-5 bedauerlicherweise an Bedeutung verloren hat.

Es bleibt anzumerken, dass es sich dabei nicht um ein »Gesetzbuch« der Psychiatrie handelt. Es ist lediglich ein Hilfsmittel, das den Erhebenden zur Vollständigkeit ermahnen soll. Das System ermöglicht – im Gegensatz zu den modernen Klassifikationssystemen – eine Abstufung bei der Erhebung von »nicht vorhanden« über »nicht vorhanden, schwach vorhanden« bis »ausgeprägt vorhanden« (und »nicht beurteilbar«), sodass sich der Untersucher bei seiner Auswertung und Interpretation ein Gesamtbild machen kann, insbesondere davon, was *un*auffällig oder *normal* ist. Das System fragt 141 potenzielle Symptome und Zeichen ab, psychiatrische, körperliche und spezifisch neurologische. Ziel des Systems war es ursprünglich, aus dem Muster der Symptome Diagnosen abzuleiten. Durchgesetzt hat es sich als Katalog von Symptomen und Zeichen, die auf der Grundlage unterschiedlicher Diagnose- und Klassifikationssysteme als Hilfe zur Diagnostik dienen.

Das nachfolgende Zitat (Abbildung 1) aus Wikipedia (Stichwort »AMDP-System«), das sich korrekt am AMDP-System orientiert, vermittelt einen Überblick über das Giganteske des Unternehmens: »Im Folgenden werden die Merkmale im Einzelnen aufgelistet. (S) steht für Selbstbeurteilung. (F) steht für Fremdbeurteilung.

**ABBILDUNG 1** Das AMDP-System nach Wikipedia

**PSYCHISCHER BEFUND**

**Bewusstseinsstörungen** 1. Bewusstseinsverminderung (F) | 2. Bewusstseinstrübung (F) | 3. Bewusstseinseinengung (SF) | 4. Bewusstseinsverschiebung (S)

**Orientierungsstörungen** 5. Zeitliche Orientierungsstörung (S) | 6. Örtliche Orientierungsstörung (S) | 7. Situative Orientierungsstörung (S) | 8. Orientierungsstörung über die eigene Person (S)

**Aufmerksamkeits- und Gedächtnisstörungen** 9. Auffassungsstörungen (SF) | 10. Konzentrationsstörung (SF) | 11. Merkfähigkeitsstörung (SF) | 12. Gedächtnisstörung (SF) | 13. Konfabulationen (F) | 14. Paramnesien (S)

**Formale Denkstörungen** 15. Gehemmt (S) | 16. Verlangsamt (F) | 17. Umständlich (F) | 18. Eingeengt (SF) | 19. Perseverierend (F) | 20. Grübeln (S) | 21. Gedankendrängen (S) | 22. Ideenflüchtig (F) | 23. Vorbeireden (F) | 24. Gesperrt / Gedankenabreißen (SF) | 25. Inkohärent / Zerfallen (F) | 26. Neologismen (F)

**Befürchtungen und Zwänge** 27. Misstrauen (SF) | 28. Hypochondrie (S) | 29. Phobien (S) | 30. Zwangsgedanken (S) | 31. Zwangsimpulse (S) | 32. Zwangshandlungen (S)

**Wahn** 33. Wahnstimmung (S) | 34. Wahnwahrnehmung (S) | 35. Wahneinfall (S) | 36. Wahngedanken (S) | 37. systematischer Wahn (S) | 38. Wahndynamik (SF) | 39. Beziehungswahn (S) | 40. Beeinträchtigungs- und Verfolgungswahn (S) | 41. Eifersuchtswahn (S) | 42. Schuldwahn (S) | 43. Verarmungswahn (S) | 44. Hypochondrischer Wahn (S) | 45. Größenwahn (S) | 46. Andere Wahninhalte (S)

**Sinnestäuschungen** 47. Illusionen (S) | 48. Stimmenhören (S) | 49. Andere akustische Halluzinationen (S) | 50. Optische Halluzinationen (S) | 51. Körperhalluzinationen (S) | 52. Geruchs- und Geschmackshalluzinationen (S)

**Ich-Störungen** 53. Derealisation (S) | 54. Depersonalisation (S) | 55. Gedankenausbreitung (S) | 56. Gedankenentzug (S) | 57. Gedankeneingebung (S) | 58. Andere Fremdbeeinflussungserlebnisse (S)

**Störungen der Affektivität** 59. Ratlos (F) | 60. Gefühl der Gefühllosigkeit (S) | 61. Affektarm (F) | 62. Störung der Vitalgefühle (S) | 63. Deprimiert (SF) | 64. Hoffnungslos (S) | 65. Ängstlich (SF) | 66. Euphorisch (SF) | 67. Dysphorisch (SF) | 68. Gereizt (SF) | 69. Innerlich unruhig (S) | 70. Klagsam / Jammrig (F) | 71. Insuffizienzgefühle (S) | 72. Gesteigertes Selbstwertgefühl (S) | 73. Schuldgefühle (S) | 74. Verarmungsgefühle (S) | 75. Ambivalent (S) | 76. Parathymie (F) | 77. Affektlabil (SF) | 78. Affektinkontinent (SF) | 79. Affektstarr (F)

**Antriebs- und psychomotorische Störungen** 80. Antriebsarm (SF) | 81. Antriebsgehemmt (S) | 82. Antriebsgesteigert (SF) | 83. Motorisch unruhig (SF) | 84. Parakinesen (F) | 85. Manieriert / Bizarr (F) | 86. Theatralisch (F) | 87. Mutistisch (F) | 88. Logorrhoisch (F)

**Circadiane Besonderheiten** 89. Morgens schlechter (SF) | 90. Abends schlechter (SF) | 91. Abends besser (SF)

**Andere Störungen** 92. Sozialer Rückzug (SF) | 93. Soziale Umtriebigkeit (SF) | 94. Aggressivität (SF) | 95. Suizidalität (SF) | 96. Selbstbeschädigung (SF) | 97. Mangel an Krankheitsgefühl (S) | 98. Mangel an Krankheitseinsicht (S) | 99. Ablehnung der Behandlung (SF) | 100. Pflegebedürftigkeit (SF)

## SOMATISCHER BEFUND

**Schlaf- und Vigilanzstörungen** 101. Einschlafstörungen (S) | 102. Durchschlafstörungen (S) | 103. Verkürzung der Schlafdauer (S) | 104. Früherwachen (S) | 105. Müdigkeit (SF)

**Appetenzstörungen** 106. Appetit vermindert (S) | 107. Appetit vermehrt (S) | 108. Durst vermehrt (S) | 109. Sexualität (S)

**Gastrointestinale Störungen** 110. Hypersalivation (SF) | 111. Mundtrockenheit (S) | 112. Übelkeit (S) | 113. Erbrechen (SF) | 114. Magenbeschwerden (S) | 115. Obstipation (S) | 116. Diarrhoe (S)

**Kardio-respiratorische Störungen** 117. Atembeschwerden (SF) | 118. Schwindel (SF) | 119. Herzklopfen (S) | 220. Herzdruck (S)

**Andere vegetative Störungen** 121. Akkomodationsstörung (S) | 122. Schwitzen vermehrt (SF) | 123. Seborrhoe (SF) | 124. Miktionsstörungen (S) | 125. Menstruationsstörungen (S)

**Weitere Störungen** 126. Kopfdruck (S) | 127. Rückenbeschwerden (S) | 128. Schweregefühl in den Beinen (S) | 129. Hitzegefühl (S) | 130. Frösteln (S) | 131. Konversionssymptome (SF)

**Neurologische Störungen** 132. Rigor (F) | 133. Muskeltonus erniedrigt (SF) | 134. Tremor (SF) | 135. Dyskinesien (SF) | 136. Hypokinesien (SF) | 137. Akathisie (SF) | 138. Ataxie (SF) | 139. Nystagmus (F) | 140. Parästhesien (S)

## Den AMDP-Symptomkatalog füllen

Im Folgenden werde ich versuchen, den Symptomkatalog anhand der gruppenverwandten Symptome so zusammenzufassen, dass beim Lesen eine Vorstellung davon vermittelt wird, was in den Menschen vorgeht, die an solchen Systemen leiden beziehungsweise die solche Symptome erkennbar zeigen, und wie Gruppen von Symptomen zu Befunden zusammengefasst werden können.

**Störungen des Bewusstseins** Im AMDP werden die Störungen des Bewusstseins weit gefasst. Danach ist die *Bewusstseinsverminderung* eine Störung der Wachheit, die von der Benommenheit über die Somnolenz bis zum Koma reicht. Die Kranken sind schläfrig, aspontan, verlangsamt, schlimmstenfalls bewusstlos. Die Bewusstseinstrübung ist eine qualitative Beeinträchtigung der Bewusstseinsklarheit. Der Erlebniszusammenhang wird unsicher, er geht verloren.

Die Bewusstseinstrübung entsteht beispielsweise bei Delirien, gelegentlich bei Dämmerzuständen. Sie ist verbunden mit der Abkehr von der Außenwelt, mit einer Verminderung der Auffassungsfähigkeit, mit Ablenkbarkeit oder »Schwerbesinnlichkeit«.

Die *Bewusstseinseinengung* besteht in der Beschränkung des Denkens, Fühlens und Wollens auf wenige Themen. Außenreize werden ausgeblendet. Die Hypnose ist ein Beispiel für eine künstlich herbeigeführte Form der Bewusstseinseinengung.

Die Bewusstseinstrübung wird im AMDP als Ausdruck seelischer Störungen wie psychogenen Dämmerzuständen, abnormen Erlebnisreaktionen, bei schwerer Ausprägung auch als psychotische Störungen verstanden: »Die Kranken hören dann auf ihre Stimmen. Versuche, sie abzulenken, beantworten sie nicht und wenden sich gleich ihren inneren Erlebnissen zu.« Die Bewusstseinsverschiebung nach der AMDP-Definition ist eine fast völlig im Subjektiven verbleibende Bewusstseinsstörung, bei der die Patienten berichten, ihr Leben sei erweitert durch Steigerung der Wachheit, intensivierter Wahrnehmung von Raum und Zeit sowie Sinnesempfindungen durch einen erweiterten Erfahrungshorizont. Sie kommt vor bei Meditationen und Hypnose, beim Gebrauch von Halluzinogenen und Rauschmitteln, auch bei schizophrenen und manischen Syndromen.

**Orientierungsstörungen** Diese Störungen betreffen die Wahrnehmungen der Zeit, des Ortes, der Situation oder der eigenen Person.

Die zeitliche Orientierung ist gestört, wenn jemand nicht weiß, welcher Tag, welcher Monat oder welches Jahr ist. Die örtliche Orientierung ist gestört, wenn jemand nicht weiß, wo er sich befindet. Die situative Orientierung ist dann gestört, wenn jemand seine gegenwärtige Situation in ihrem Bedeutungs- und Sinnzusammenhang für ihn selbst nicht versteht. Die Orientierung zur eigenen Person schließlich – die schwerste Form – ist gestört, wenn der Betroffene nicht weiß, wer er ist, und sich in seiner eigenen Biografie nicht zurechtfindet.

**Aufmerksamkeits- und Gedächtnisstörungen** Zu den Aufmerksamkeits- und den Gedächtnisstörungen gehören Auffassungs-, Konzentrations-, Merkfähigkeits- und Gedächtnisstörungen sowie Konfabulation und Paramnesien. Diese Symptome sind vorrangig hirnorganisch bedingt, allerdings können Auffassung und Konzentration auch bei Psychosen oder schweren Depressionen beeinträchtigt sein. Auffassung und Konzentration sind geläufige Begriffe der Alltagssprache. Störungen der Merkfähigkeit betreffen das Kurzzeitgedächtnis, und Gedächtnisstörungen die Fähigkeit, Erinnerung längerfristig zu speichern und aus dem Gedächtnis abzurufen. Von einer Konfabulation spricht man, wenn Erinnerungslücken mit Inhalten gefüllt werden, die die Kranken selbst für Erinnerungen halten. Sie kommen bei schweren hirnorganischen Krankheiten vor. Paramnesien etwa äußern sich in falschem Wiedererkennen, falscher Vertrautheit, falschem Erleben der Vergangenheit und Gegenwart, aber auch in Déjà-vu-Erlebnissen. Sie kommen auch drogeninduziert oder bei Fieberzuständen vor.

**Formale Denkstörungen** Formale Denkstörungen sind Symptome, die sich meist in der Sprache der Betroffenen ausdrücken. »Es handelt sich dabei um Veränderungen in der Geschwindigkeit, Kohärenz und Stringenz des Gedankenablaufs. Formale Denkstörungen zeigen sich insbesondere bei emotionaler Belastung, im Gespräch oder nach längerer Gesprächsdauer.« Das Denken kann gehemmt, verlangsamt, umständlich, eingeengt, perseverierend, durch Grübeln, Gedankendrängen, Ideenflucht, Vorbeireden, Sperrung, Gedankenabreißen, durch Inkohärenz oder Zerfahrenheit und auch durch Neologismen (Wortneubildungen) gekennzeichnet sein.

Formale Denkstörungen sind Symptome, die in erster Linie bei schizophrenen oder affektiven Psychosen vorkommen. Die Umständlichkeit und Perserveration sowie das Beharren durch Festhalten am immer gleichen Denkinhalt sind Symptome, die auch psychoorganischen Störungen zuzuordnen sind.

**Befürchtungen und Zwänge** Dieser Gruppe werden Misstrauen, Hypochondrie, Phobien, Zwangsgedanken, -impulse und -handlungen zugeordnet. Diese Symptome haben gemeinsam, dass nicht wahnhafte ängstliche Befürchtungen oder Einstellungen verhaltensbestimmend werden können. Die Kranken lassen sich vielmehr durch ihr Misstrauen, durch ihre Befürchtungen, krank zu sein, durch Ängste und Zwänge in ihrem Handeln und Erleben bestimmen.

**Wahn** Der Wahn besteht in einer Veränderung des Erlebens und des Wahrnehmens, die in der Betrachtung von außen als Fehlbeurteilung der Wirklichkeit erscheint, die für die Kranken aber eine subjektive Gewissheit ist, mögen sie dadurch noch so sehr im Widerspruch zur Wirklichkeit und Erfahrung der gesunden Mitmenschen oder zu dem kollektiven Meinen und Glauben geraten. Der Wahn gilt in der allgemeinen Psychopathologie als *inhaltliche* Denkstörung, allerdings hat er auch bestimmte *formale* Merkmale. Die Symptome sind: Wahnstimmung, Wahnwahrnehmung, Wahneinfälle, systematisierter Wahn und Wahndynamik. Die Wahnstimmung ist mit Gefühlen von Bedrohung, Angst, Argwohn und Ratlosigkeit, mit wahnhaftem Bedeutungszumessen und Erwartungen, Inbeziehungsetzen, Meinen und Vermuten verbunden. Die Wahnstimmung ist diffus und auch für den Betroffenen unheimlich. Sie steht vor allem am Anfang akuter psychotischer Zustände.

Wahnwahrnehmungen sind wahnhafte Fehlinterpretationen einer an sich »richtigen« Wahrnehmung, zum Beispiel dass der Arzt mit dem Kopf genickt habe, als er jemandem beim Abschied die Hand gab, bedeute, dass der Patient Krebs habe.

Wahneinfälle sind im Gegensatz zu Wahnwahrnehmungen Gedanken und Überzeugungen mit wahnhaftem Charakter, die in der Regel plötzlich auftreten, fließend in Wahngedanken übergehen und sich schließlich in einem systematisierten Wahn niederschlagen können.

Wahndynamik schließlich betrifft die gefühlsmäßige Beteiligung der Kranken. Sie kann stark ausgeprägt sein, wie etwa beim depressiven Versündigungs- oder Schuldwahn, bei manchen Psychosekranken ist dies aber eher gering ausgebildet.

Inhaltlich werden Beziehungswahn, Beeinträchtigungs- und Verfolgungswahn, Eifersuchtswahn, Schuldwahn, Verarmungswahn, hypochondrischer Wahn, Größenwahn und Wahnthemen mit anderen Inhalten unterschieden. Beziehungs-, Beeinträchtigungs- und Verfolgungswahn treten am häufigsten bei schizophrenen Psychosen auf. Der Eifersuchtswahn findet sich meist bei körperlich begründbaren Psychosen, vor allem bei schwerem Alkoholmissbrauch. Schuld- wie Verarmungswahn sowie hypochondrischer Wahn sind am häufigsten bei depressiven Psychosen. Größenwahn ist ein häufiges Merkmal der Manie und bestimmter organischer Psychosen wie der progressiven Paralyse.

Im Beziehungswahn werden selbst belanglose Ereignisse ichbezogen verstanden. Beim Beeinträchtigungs- und Verfolgungswahn erleben die Kranken sich selbst als Ziel von Feindseligkeit. Der Eifersuchtswahn besteht in der wahnhaften Überzeugung, vom Lebenspartner betrogen und hintergangen zu werden. Beim Schuldwahn besteht die wahnhafte Überzeugung, Schuld auf sich geladen zu haben, und beim Verarmungswahn die wahnhafte Überzeugung (auch bei Wohlstand oder Reichtum), nicht über genügend Mittel zum Lebensunterhalt zu verfügen. Der hypochondrische Wahn steht für die wahnhafte Überzeugung, krank zu sein, der Größenwahn für die wahnhafte Selbstüberschätzung und Selbstüberhöhung.

**Sinnestäuschungen** Zu dieser Gruppe gehören Illusionen, Verkennungen und verfälschte Wahrnehmungen der Wirklichkeit. Dazu gehören Stimmenhören, andere akustische Halluzinationen (Geräusche, Flüstern, Musik etc.), optische Halluzinationen, Körperhalluzinationen sowie Geruchs- und Geschmackshalluzinationen. Den Sinnestäuschungen ist gemeinsam, dass (wie bei den Illusionen) wirkliche

Wahrnehmungen verkannt werden und bei den Halluzinationen bestimmte Sinneswahrnehmungen erfolgen, ohne dass die Sinnesreize (Stimmen, Bilder, Körpergefühle, Gerüche oder Geschmack) äußeren Reizquellen entsprechen.

**Ich-Störungen** Bei den Ich-Störungen werden zwei Symptomkomplexe zusammengefasst: die Derealisation, Depersonalisation und die Entfremdung von der Wirklichkeit, der Umgebung oder der eigenen Person sowie Gedankenausbreitung-, Gedankenentzug, Gedankeneingebung und andere Fremdbeeinflussungserlebnisse. Die Kranken verlieren vermeintlich die Kontrolle über ihre Gedanken. Diese breiten sich über die Ich-Grenzen hinweg aus und werden als von Fremden für lesbar gehalten. Sie werden scheinbar dem Gehirn entzogen und von außen gesteuert. Diese Symptome sind von Kurt Schneider vor siebzig Jahren als »Schizophrenie-Symptome ersten Ranges« beschrieben worden. Sie spielen auch bei den Schizophreniediagnosen nach ICD-10 und DSM-5 eine wichtige Rolle.

**Störungen der Affektivität** Unter den Störungen der Affektivität werden 21 Symptome zusammengefasst. Es handelt sich um die größte Symptomgruppe im AMDP. Dort heißt es in den Vorbemerkungen: »Die Beurteilung affektiver Störungen wird immer wieder zur besonderen Herausforderung.« Die Grenzen mancher Symptome sind fließend. Sie ließen sich auch anders zuordnen, beispielsweise »die Ratlosigkeit unter den Denkstörungen, die Ambivalenz unter den Ich-Störungen«. Historisch war die Ambivalenz bei Eugen Bleuler sogar eines der Grundsymptome der Schizophrenie. Damals gehörte sie also einer eigenen Kategorie an.

Die Symptome werden zum großen Teil in der Alltagssprache ausgedrückt: Ratlosigkeit, Gefühl der Gefühllosigkeit, Affektarmut, Störung der Vitalgefühle, Deprimiertheit, Hoffnungslosigkeit, *Ängstlichkeit*, Euphorie, Dysphorie, Gereiztheit, innerliche Unruhe, Klagsamkeit (»jammerig«), Insuffizienzgefühle, gestörte Selbstwertgefühle,

Schuldgefühle, Verarmungsgefühle, Ambivalenz. Klärungsbedürftig sind die Begriffe »*Parathymie*«, »Affektlabilität«, »Affektinkontinenz« und »*Affektstarre*«. Zur Parathymie heißt es in der Definition des AMDP: »Gefühlsausdruck und berichtete Erlebnisinhalte stimmen nicht überein.« Die Parathymie kommt am häufigsten bei bestimmten Formen schizophrener Psychosen vor, wo sich Menschen »läppisch« verhalten, wo ein »affektiver Rapport« zum Gegenüber nicht zustande kommt. Bei der Affektlabilität kippt die Stimmung leicht um, und zwar schon bei geringfügigem Anlass. Sie kommt häufig bei hirnorganischen Störungen wie der beginnenden Demenz vor. Ähnliches gilt für die Affektinkontinenz, bei der die Gefühle nicht im Zaum gehalten werden. Die Affektstarre hingegen ist ein besonderes Merkmal der Depression, bei der die Gefühle und die Stimmung nach oben oder nach unten schwanken, was von Betroffenen oft als sehr quälend erlebt wird.

**Antriebs- und psychomotorische Störungen** Die Symptome dieser Gruppe entsprechen in ihrer Wortbedeutung beziehungsweise Übersetzung der Fremdworte dem üblichen Gebrauch: Antriebsarmut, Gehemmtheit, Antriebssteigerung, motorische Unruhe, Parakinesen, mariniert-bizarres Verhalten, theatralisches Verhalten, Autismus, Logorrhoe. Parakinesen sind merkwürdige Bewegungen, die Gestik, Mimik und Sprache betreffen können. Maniriert-bizarre Bewegungen werden als verstiegen, verschroben oder verschnörkelt beschrieben. Autistische Menschen verstummen, logorrhoische reden ununterbrochen als Folge eines nicht stillbaren Rededrangs.

**Andere Störungen, somatischer Befund** Unter den Ordnungsnummern 11–13 der AMDP werden weitere Störungen zusammengefasst. Diese beziehen sich beispielsweise auf Veränderungen der Stimmung oder des Antriebs im Laufe des Tages. So geht es vielen Depressiven abends besser als morgens, wenn der Tag wie ein Berg vor ihnen steht.

Unter »anderen Störungen« sind außerdem neun uneinheitliche Symptome aufgeführt: sozialer Rückzug, soziale Umtriebigkeit, Aggressivität, Suizidalität, Selbstbeschädigung, Mangel an Krankheitsgefühl, Mangel an Krankheitseinsicht, Ablehnung der Behandlung, Pflegebedürftigkeit. Diese bloße Aufzählung macht deutlich, dass es bei manchen davon zweifelhaft ist, ob sie überhaupt als psychopathologische Symptome gelten können. Sie dienen im psychischen Befund vor allem der Abrundung des Gesamtbildes des kranken Menschen.

Jenseits des psychopathologischen Befundes registriert das AMDP-System auch ausgewählte körperliche Symptome, die sich im Grenzbereich von Körper und Psyche befinden: Dazu gehören Schlaf- und Vigilanzstörungen (Störungen der Wachheit), Potenzstörungen, gastrointestinale Störungen, kardiorespiratorische Symptome, andere vegetative Störungen und neurologische Störungen, Letztere vor allem mit dem Ziel, »während einer Behandlung aufgetretene Nebenwirkungen, insbesondere im extrapyramidal-motorischen System, festzuhalten«.

## Von Symptomen und Zeichen zum Befund

Genau betrachtet, ist das AMDP nur eine Sammlung von Symptomen, deren Zusammenschau erst den psychischen Befund darstellt. In aller Regel ergibt die Untersuchung nur verhältnismäßig wenige »positive« Befunde, die sich zudem noch gehäuft in einzelnen Symptomgruppen finden. Das System erlaubt eine Abstufung der Intensität der Symptome von nicht vorhanden, leicht, mittel bis hin zu schwer ausgeprägt – anders die ICD-10 oder das DSM-5, die beide nur zwischen »vorhanden« und »nicht vorhanden« unterscheiden; nur die vorhandenen Symptome werden dort registriert.

Die Zusammenschau der Symptome erlaubt die Befunderhebung, die dann die Grundlage für die Stellung einer Diagnose liefert. Mit anderen Worten: Die Herausforderung des Experten ist die Ableitung einer validen Diagnose, die dann eine Krankheit bezeichnet.

Dabei kommt man an den Klassifikationssystemen nicht vorbei. Diese beanspruchen Geltung nicht nur bei der Kommunikation der Fachleute untereinander, sondern auch gegenüber Kostenträgern. Sie dienen zwangsläufig auch der Kommunikation mit den Erkrankten und ihren Angehörigen. Den Problemen, die sich dahinter verbergen, werde ich mich im nächsten Kapitel widmen.

Es gibt andere Systeme zur Systematisierung der psychiatrischen Untersuchung. Das bekannteste ist das Londoner PSE (Present State Examination), das die Gruppe um den Sozialpsychiater John Wing seit den Sechzigerjahren des vergangenen Jahrhunderts am Londoner Institut für Psychiatrie entwickelt hat. Dieses System führt 140 Symptome an. Anders als das AMDP wird es nicht in Form eines Fragebogens, sondern innerhalb eines Interviews präsentiert. Dieses System hat im angelsächsischen Raum immer noch weite Verbreitung. Allerdings haben beide Systeme, die AMDP wie die PSE, durch den Vormarsch der beiden Klassifikationen der Amerikanischen Psychiatrischen Gesellschaft (DSM) und der Weltgesundheitsorganisation (ICD) an Bedeutung verloren. Aus meiner Sicht ist das bedauerlich.

## *Schussbemerkung*

Die geballten Symptomlisten von AMDP und PSE sind erdrückend. Sie sind eine Art »Flooding«, Überflutung. Das gilt umso mehr, als viele der angeführten Symptome von der Begrifflichkeit her nur Fachleuten verständlich und geläufig sind. Die Beschreibung im anschließenden Text mag hilfreich sein. Aber auch sie erweckt den Eindruck, die psychiatrische Untersuchung sei eine mechanistische, auf jeden Fall aber eine seelenlose Angelegenheit. Im psychiatrischen Alltag trifft das nicht zu. Zumindest sollte es das nicht.

Eine gute psychiatrische Untersuchung basiert auf dem vertrauensvollen Gespräch zwischen dem Experten und dem Untersuchten.

Das ist verhältnismäßig einfach, wenn sich der Klient wie in der allgemeinen ärztlichen Praxis an den Psychiater wendet und ihm erklärt: »Ich habe ein Problem.« Es ist sehr schwierig, wenn der Klient aufgrund schwerwiegender und bedrohlicher Verhaltensauffälligkeiten von den Gesundheitsbehörden und der Polizei vorgeführt wird. Noch schwieriger ist es bei der sozialrechtlichen oder der strafrechtlichen Begutachtung oder wenn der Klient entweder Eigeninteressen verfolgt, die nichts mit einer »objektiven« Befunderhebung zu tun haben müssen, oder wenn er sich durch Gericht oder Staatsanwaltschaft bedroht fühlt. In solchen Fällen steigt auch die Fehlerquote.

Eine psychiatrische Untersuchung ist nur dann vollständig, wenn Arzt *und* Klient eine gemeinsame Kommunikationsbasis finden und der Klient darüber berichtet, was ihn bewegt, was er fühlt und was er an sich selbst beobachtet. In einer solchen Situation reduziert sich die Zahl der theoretisch infrage kommenden Symptome drastisch und rasch. Mit anderen Worten, sein Verhalten und Empfinden erweist sich bei 120 oder 130 der infrage kommenden Symptome als unauffällig, schnell als »normal«. Selbst wenn das eine oder andere Symptom »positiv« ist, muss das nicht viel bedeuten. Eine Krankheit liegt nur dann vor, wenn eine Reihe von Symptomen auftritt, die ein bestimmtes typisches Muster bilden. Das dürfte in der ambulanten Sprechstunde bei weniger als 5 Prozent der untersuchten Patienten der Fall sein. Und auch wenn sich positive Befunde ergeben, handelt es sich in den meisten Fällen um »Störungen der Befindlichkeit«. Zwar sieht das in der Klinik anders aus, aber davon sollten wir uns den Blick auf den Alltag nicht verstellen lassen.

# Die Kolonisierung des Normalen durch Diagnostik und Klassifikation?

*Klassifikationen sind keine Diagnosen.*
*Diagnosen sind keine Krankheiten.*
*Krankheiten sind keine Störungen.*

»Vor die Therapie haben die Götter die Diagnose gesetzt«, besagt eine alte Medizinerweisheit. In der allgemeinen Medizin ist das selbstverständlich, in der Psychiatrie eigentlich auch. Allerdings ist das hier nicht so einfach. Wo selbst schon die Abgrenzung zwischen psychischer Gesundheit und psychischer Krankheit so schwierig ist, muss man an der Notwendigkeit, eindeutige Diagnosen zu stellen, schier verzweifeln.

Die fehlende Messbarkeit psychiatrischer Symptome ist dabei ein zentrales Problem. Symptome lassen sich leichter zu Syndromen zusammenfassen als zu eindeutig voneinander abgrenzbaren Krankheitseinheiten. Zudem hat es in der Geschichte der Psychiatrie immer wieder Anläufe gegeben, die Krankheiten neu zu definieren und – endlich – ein verbindliches, gültiges Diagnosesystem zu schaffen. Die Brüder Menninger haben in den Sechzigerjahren mehr als dreihundert solcher Systeme gezählt (Menninger 1968). Besonders beeindruckend ist ihr Beispiel von Philippe Pinel, der in seiner Anfangszeit als Hochschullehrer im Gefolge des schwedischen Botanikers Linné ein weitverzweigtes System mit siebenhundert Krankheitsdiagnosen aufstellte. Als er dann als verantwortlicher Arzt die Leitung der Pariser Salpêtrière übernahm, reduzierte er sein System auf sieben (!) Diagnosen. Sein Beispiel gibt im Hinblick auf die Inflation der Diagnosen in den modernen Klassifikationssystemen zu denken.

## Die internationalen Klassifikationen psychiatrischer Störungen

Seit den Achtzigerjahren des vergangenen Jahrhunderts sind wir mit einer Umwälzung der diagnostischen Gepflogenheiten in der Psychiatrie konfrontiert, wie sie größer nicht sein könnte. Waren die psychiatrischen Diagnosen bis dahin, ungeachtet unseres unsicheren Wissens, konzeptgeleitet und ursachenorientiert, sind sie mit Einführung des DSM-III (1980) und der zehnten Fassung der ICD (1992) rein deskriptiv geworden. Ihre Macher behaupten, dass sie »atheoretisch« seien. Sie verzichten auf eine Ursachenorientierung auch dort, wo hinreichend plausible und abgesicherte Vorstellungen und Befunde zur Entstehung der Krankheiten vorhanden sind. Zugleich ist es zu einer wahren Inflation der psychiatrischen Diagnosen als Krankheitsdiagnosen eigener Art gekommen.

Das DSM-IV (1994) unterschied 395 Krankheiten, nachdem das DSM-III sich noch mit 225 beschieden hatte. Zugleich wurde in beiden Diagnosesystemen auf den Begriff der Krankheit (»disease«) zugunsten jenes der Störung (»disorder«) verzichtet – obwohl das »D« in der ICD nach wie vor für »disease« steht. Danach ist ein Mensch mit einer Psychose heute nicht mehr »krank«, sondern »gestört«. Die Schöpfer der neuen Diagnosesysteme nennen das Pragmatismus.

Man kann diese Sprachakrobatik allerdings auch als Angriff auf die Würde der Kranken verstehen, für die es durchaus auch diskriminierend sein kann, als »gestört« zu firmieren. Im Übrigen ist die angebliche Theorielosigkeit von ICD-10 und DSM-5 (2013) je nach Standpunkt Selbsttäuschung oder Bauernfängerei, denn hinter den Systemen verbergen sich sehr wohl Konzepte – und Konzepte sind per definitionem mit theoretischen Annahmen verbunden. Die Deklaration der Theorielosigkeit führt vor allem dazu, dass diejenigen, die im Alltag Diagnosen stellen müssen, ihre eigenen, subjektiven

Vorstellungen vom Wesen der Krankheiten einfließen lassen. Das aber kann mangels verbindlicher Krankheitstheorien nur zu ideologischer Verwirrung und zu Chaos hinter der vermeintlich harmonisierenden Pragmatik der Begrifflichkeit führen.

Um die Verwirrung vollkommen zu machen, haben ausgerechnet die psychoanalytisch orientierten Psychotherapeuten in Deutschland zusätzlich noch eine sogenannte operationalisierte psychodynamische Diagnostik (OPD) lanciert, obwohl die psychoanalytische Theorie par excellence ursachenorientiert ist, sucht sie doch die Gründe für ihre zentralen Krankheiten – die Neurosen – in der individuellen Entwicklungsgeschichte der Betroffenen. Auch wenn wir die OPD getrost vernachlässigen können, bleibt uns nichts anderes übrig, als zu versuchen, mit den anderen beiden Systemen zurechtzukommen. Sie sind herrschende Meinung und Machtinstrument von den Krankenkassen bis zur Pharmaindustrie. Die Frage ist, auf welche Weise dieses Zurechtkommen möglich ist.

## Historische Entwicklung

Es lohnt sich, einen kurzen Blick auf die historische Entwicklung der internationalen Klassifikationssysteme zu werfen. Im Jahr 1840 führte eine Volkszählung in den USA zwei psychiatrische Krankheiten auf. 1880 waren es sieben. 1917 empfahl ein amerikanisches Fachgremium, zwischen 22 psychiatrischen Erkrankungen zu unterscheiden. In den ersten offiziellen Klassifikationen der WHO und der APA, der ICD-6 und dem DSM von 1948, waren es lediglich vier mehr. Dabei blieb es bis 1968. Damals kam es mit der ICD-8 (mit 150 Diagnosen) und dem DSM-II (mit 229) zu einer explosionsartigen Vermehrung der Krankheitsbezeichnungen. 1980 mit dem DSM-III waren es bereits 311 und 14 Jahre später mit dem DSM-IV 395. Beim DSM-5 sind es angeblich nur noch 374, also nicht wesentlich weniger als im Vorgängermanual.

**ABBILDUNG 2** Offizielle psychiatrische Klassifikationen zwischen 1840 und 2014

| Jahr | Diagnosen (Zahl) | Art | Institution, Land |
|---|---:|---|---|
| 1840 | 2 | Volkszählung | USA |
| 1880 | 7 | Volkszählung | USA |
| 1917 | 22 | Fachgremium | USA, AMPA |
| 1934 | 22 | Fachgremium | USA, AMPA |
| 1948 | 26 | ICD 6 | WHO |
| 1952 | 26 | DSM | USA, APA |
| 1968 | 229 | DSM II | USA, APA |
| 1968 | 26 | ICD 8 | WHO |
| 1978 | 26 | ICD 9 | WHO |
| 1980 | 311 | DSM III | USA, APA |
| 1992 | ? | ICD 10 | WHO |
| 1994 | 395 | DSM IV | USA, APA |
| 2013 | 374 (?) | DSM 5 | USA, APA |

Was hat diese Zunahme zu bedeuten? Es kann ja sicher nicht sein, dass sich die Zahl der psychiatrischen Krankheiten um das Fünfzehnfache vermehrt hat – auch nicht die der jetzt sogenannten psychischen Störungen! Es spricht mehr dafür, dass die wütende Klassifikationsvielfalt Ausdruck des dringenden Bedürfnisses der Psychiater nach mehr Genauigkeit und größerer diagnostischer Sicherheit ist. Das allerdings beruht auf einer Art logischer Selbsttäuschung: Wenn Grundlagen wie die Definition und Abgrenzung von seelischer Gesundheit und psychischer Krankheit im Allgemeinen vage bleiben, erreicht man größere Exaktheit nicht dadurch, dass man Symptome und Zeichen, die durch Einschätzung und nicht durch objektivierbare Messungen gewonnen werden, katalogisiert und zu Einheiten bündelt. Es sind überdies Zweifel erlaubt, ob die klassische psychopathologische klinische Untersuchung zu ungenaueren Krankheitsdiagnosen führte als die neuen Systeme.

Diese sind nur scheinbar genauer, weil das Katalogisieren und Zählen ausgewählter Merkmalen die gewünschte Exaktheit oft nur vortäuscht.

## Alte und neue Unzulänglichkeiten

Vermutlich werden wir uns damit abfinden müssen, dass mit den neuen Klassifikationssystemen ein unzureichendes Diagnoseverfahren durch ein anderes, ebenso unzureichendes abgelöst worden ist. Dabei lag die Schwäche der klassischen psychopathologischen Vorgehensweise in ihrer subjektiven, soziokulturellen und ideologischen Anfälligkeit. Das war im Übrigen auch der Grund dafür, weshalb die Zunft der Psychiater in der ganzen Welt seit den frühen Sechzigerjahren nach einer Alternative gesucht hat. Es hatte sich nämlich gezeigt, dass die Häufigkeit bestimmter Diagnosen in unterschiedlichen Kulturen und Gesellschaften sehr stark schwankte. So wurden schizophrene Psychosen in den Vereinigten Staaten und der Sowjetunion doppelt so häufig diagnostiziert als in England und Deutschland. Das hatte in den USA wahrscheinlich mit der psychodynamisch-psychotherapeutischen Orientierung der amerikanischen gegenüber der europäischen Psychiatrie zu tun. In der Sowjetunion war es möglicherweise Ausdruck einer erhöhten Empfindlichkeit der dortigen kommunistischen Gesellschaft gegenüber – aus ideologischer Sicht nicht nachvollziehbarem – abweichendem, »dissidentem« Verhalten, das von den Herrschenden als »nicht normal« deklariert wurde.

Die folgende Grafik einer wissenschaftlichen Arbeitsgruppe, die eine vergleichende Untersuchung über die unterschiedlichen Krankheitskonzepte in England und den USA durchführte, stellt die Ausweitung der Schizophreniediagnose in den USA und ihre Überschneidung mit Krankheiten, die in Großbritannien etwa als Depression, Manie, abnorme Persönlichkeit oder Neurose angesehen worden wären, eindrucksvoll dar.

ABBILDUNG 3 Der Unterschied zwischen Konzepten zur Schizophrenie in New York und London (nach COOPER u. a. 1972)

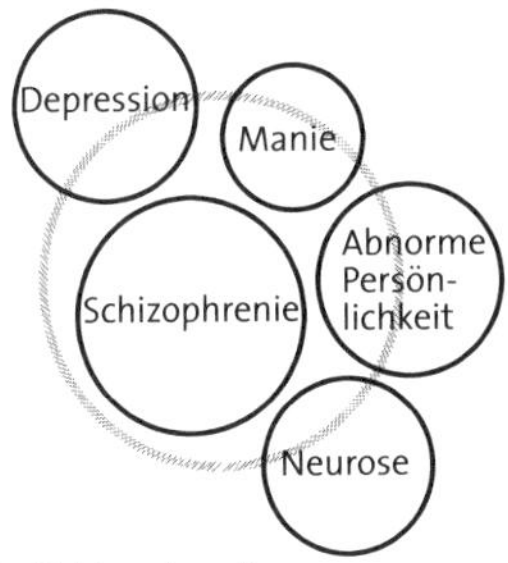


—— Britische Konzepte

////////// New Yorker Konzepte der Schizophrenie

Obwohl die Psychiatrie in diesen Gesellschaften recht gut mit den unterschiedlichen Krankheitskonzepten leben und arbeiten konnte, hatten sie doch einige schwerwiegende Nachteile: Zum einen war eine internationale Vergleichbarkeit epidemiologischer und gesundheitspolitisch relevanter (Forschungs-)Daten unter diesen Bedingungen nicht gegeben. Entscheidend aber war, dass die *Forschungs*ergebnisse über die psychischen Krankheiten in unterschiedlichen Kulturen nicht vergleichbar waren. Am dramatischsten zeigte sich das am Beispiel der amerikanischen Forschungen über Schizophrenie und Familie, die zugleich Ursachen- und Therapieforschung war. Aus europäischer Sicht waren diese Ergebnisse, die damals großes Aufsehen erregten, kaum etwas wert, weil die Untersuchungen zur Hälfte an Kranken durchgeführt worden waren, die aus europäischer Sicht gar nicht an Psychosen aus dem schizophrenen Formenkreis litten.

## Klassifikation statt Diagnostik

Die Tatsache der mangelnden Vergleichbarkeit wurde zu einem der entscheidenden Gründe für die Entwicklung international kompatibler Klassifikationssysteme, die bewusst auf vorgegebene Krankheitskonzepte verzichteten. Sie beschränken sich darauf, vorgeblich ohne theoretische Grundlage lediglich Symptome zu beschreiben und zu registrieren, zu zählen und einander zuzuordnen.

Dieses Vorgehen hat natürlich seine eigenen Schwächen. Zwei gravierende seien hier genannt:

Zum einen treten in kranken und gesunden Zeiten, wie wir oben gesehen haben, regelmäßig *verschiedene* Zeichen und Symptome auf, die ihre diagnostische Bedeutung erst im Zusammenhang mit dem gleichzeitigen Auftreten anderer Symptome gewinnen. Nimmt man den vorgegebenen Kriterienkatalog der beiden Klassifikationssysteme zur Hand, wird man feststellen, dass ein Störungsbild häufig die Merkmale mehrerer psychischer Erkrankungen erfüllt – etwa einer schizophrenen Psychose, einer Depression, einer Borderlinestörung und einer Posttraumatischen Belastungsstörung. Bei der klassischen klinischen Diagnostik war es dann üblich, nur die »führende« Diagnose hervorzuheben, im vorliegenden Fall die Psychose aus dem schizophrenen Formenkreis, und allenfalls hinzuzufügen: mit depressiver und Borderline-Begleitsymptomatik. Heute werden alle drei beziehungsweise vier Diagnosen gestellt, ohne dass eine Gewichtung vorgenommen wird. Das hat, wie gesagt, zur Folge, dass mittlerweile kaum ein Patient die psychiatrische Klinik mit nur einer Diagnose verlässt.

Zum anderen ist die Arbeit mit dem Kriterienkatalog das Ergebnis einer rigorosen Abstraktion. Die amerikanischen Schizophrenieforscher William Carpenter und John Strauss haben bereits 1974 am Beispiel der Psychosen aus dem schizophrenen Formenkreis dargestellt, wie der Reduktionsprozess abläuft: Aus der Gesamtzahl der etwa dreihundert psychopathologischen Zeichen und Symptome werden zunächst jene ausgeschlossen, die für diese Krankheit nicht relevant erscheinen. In einem zweiten Schritt werden jene Symptome ausgeschlossen, die selten oder für die Diagnose nur von geringer Bedeutung sind. Schließlich bleiben nur noch etwa zehn Symptome übrig, mit deren Hilfe sich eine »ausreichend zuverlässige« Diagnose stellen lässt.

Da bei psychischen Störungen nicht alle möglichen Krankheitsmerkmale gleichzeitig auftreten, genügen nach Übereinkunft der jeweiligen Expertengruppen oft drei bis sieben Symptome, um die Kriterien für das Vorliegen der entsprechenden Störung zu erfüllen. Damit öffnet sich allerdings eine heikle Schere. Je mehr Einzelkriterien gefordert werden, desto mehr Kranke, bei denen die Diagnose nach klinischen Kriterien sicher ist, werden bei Anwendung der Klassifikationskriterien ausgeschlossen. Man spricht dann von »falsch-negativen« Ergebnissen. Je weniger Kriterien gefordert werden, desto mehr Kranke, die nach klinischen Maßstäben nicht so diagnostiziert würden, werden eingeschlossen. Es handelt sich also aus klinischer Sicht um »falsch-positive« Ergebnisse.

Carpenter und Strauss weisen keinen Ausweg aus dieser Zwickmühle. Selbst bei optimaler Gestaltung der Kriterienkataloge bleibe das Dilemma bestehen: Man habe die Wahl, etwa 20–30 Prozent jeweils falsch-negativ oder falsch-positiv zu diagnostizieren. Sie schlagen vor, für die Forschung den Weg des Ausschlusses möglichst vieler falsch-positiver Probanden zu wählen und dafür in Kauf zu nehmen, dass ein Teil der klinisch Kranken auf diese Weise nicht erfasst wird. Für den klinischen Alltag ist dieser Weg allerdings untauglich. Hier kommt es darauf an, möglichst jeden einzelnen Kranken mit der entsprechenden Störung zu erfassen und zu *behandeln*. Das aber ist nur möglich, wenn die Klassifikationskriterien lediglich als Hilfsmittel für die Diagnostik verwendet und durch eine fundierte klinische Untersuchung unter Einbeziehung jener psychopathologischen Merkmale ergänzt werden, die im Katalog der Klassifikationskriterien nicht auftauchen – und unter Einbeziehung der persönlichen Anamnese. Den Herausgebern von ICD-10 und DSM-5 ist dies bewusst. Sie betonen, dass diese Systeme der Klassifikation dienen und nicht der Diagnostik.

Wozu aber eine Klassifikation, wenn sie nicht vorrangig der Krankheitsdiagnostik dient?

Wer klinisch tätig ist oder wer an einer psychischen Störung leidet, mag sich das fragen, aber das ist die falsche Frage. Klassifikationen wurden entwickelt, um die internationale Vergleichbarkeit psychiatrischer Forschungsergebnisse, epidemiologischer Daten zu Art und Verbreitung psychischer Störungen sowie zur Effizienzsteigerung von Gesundheitssystemen zu entwickeln. Diese Aufgabe erfüllen sie, wenn man sich ihrer Grenzen bewusst ist. Leider allerdings hat es sich während der letzten beiden Jahrzehnte eingebürgert, die Klassifikationen als *Diagnose*kriterien zu verwenden. Dies wäre vertretbar, wenn Krankheit, Vorgeschichte und klinische Untersuchung gleichgewichtig bewertet würden, die alleinige Berufung auf die beiden Systeme jedoch ist ein Missbrauch. Er führt durch die Hintertür zu jenen Problemen, die die Schöpfer der Klassifikationen überwinden wollten: dem Übergewicht subjektiver und soziokultureller Faktoren bei der Diagnostik.

Die Systeme leisten dem durch die Begünstigung von Mehrfachdiagnosen Vorschub. Sie erlauben dem Kliniker, diese nach eigenen Maßstäben zu gewichten und gemäß dem – vermeintlichen – Interesse der Kranken einer der möglichen Diagnosen den Vorzug zu geben, etwa der Borderlinestörung vor der Psychose, weil diese für die Kranken weniger stigmatisierend sei und nicht so einschneidende soziale Folgen hätte. In Wahrheit kommt es dadurch zu zusätzlichen falsch-negativen Diagnosen, die dazu führen, dass den Betroffenen die optimale Behandlung verweigert wird.

Was ich hier am Beispiel der Psychosen aus dem schizophrenen Formenkreis demonstriert habe, gilt in vergleichbarer Weise auch für andere Gruppen psychischer Störungen. Das ist aber nicht das einzige systematische Problem der neuen Klassifikationssysteme. Die Flucht in die Diagnosen von Störungen, die auch diese Systeme ursachenorientiert definieren, ist ein weiteres. Gemeint sind hier vor allem die

Anpassungsstörungen und die Posttraumatischen Belastungsstörungen. Insbesondere Letztere haben in den vergangenen beiden Jahrzehnten inflationär zugenommen. Das hängt gewiss mit der einfachen und überzeugenden Kausalitätslogik zusammen: Jemand erleidet ein schweres psychisches Trauma und reagiert darauf mit psychischen Störungen, die sich in ihren Symptomen mit dem erlittenen Trauma in Zusammenhang bringen lassen. Es besteht kein Zweifel, dass solche Störungen häufiger sind als früher angenommen. Es besteht aber auch kein Zweifel daran, dass der Posttraumatischen Belastungsstörung bei der Einordnung gegenüber anderen Störungen, deren Kriterien ebenfalls erfüllt werden, häufig der Vorrang gegeben wird – nicht ganz selten durch Überschätzung, manchmal auch durch Konstruktion solcher Traumata. Letzten Endes ist es eben für die erkrankten Menschen wie für ihre Therapeuten einfacher, sich mit einer Störung auseinanderzusetzen, deren Ursachen man kennt.

## Medizinfremde Zwecke so mancher Diagnosen

Auf einer ganz anderen Ebene bewegt sich die Aufnahme einiger Diagnosen in die Klassifikationen, denen nicht primär ein Bedürfnis nach Einordnung der Störung in die geltende Systematik zugrunde lag. Beispiele dafür sind das »Frühkindliche Trotzverhalten« und das »Prämenstruelle Syndrom« (PMS). An beiden zeigt sich, wie das Bedürfnis der Therapeuten nach einer Abrechnungsziffer zur Aufnahme in die Systeme geführt haben – beide mit der ursprünglich unerwünschten Konsequenz, dass dagegen wenige Jahre später Psychopharmaka angeboten wurden.

Trotzverhalten beobachtet man bei fast allen Kindern. Besorgniserregend ist es eher, wenn es *nicht* auftritt. Allerdings machen sich viele Eltern in dieser Phase Sorgen, die sie zum Kinder- und Jugendpsychiater führen. Dieser wiederum benötigt, um im durchbürokratisierten Gesundheitswesen auf seine Kosten zu kommen, eine Abrechnungsziffer, auch und gerade wenn er zu dem Ergebnis gelangt, dass das Kind gesund ist, denn für Gesunde gibt es kein Geld. Dass für die Behandlung dieser »Störung« ausgerechnet ein Neuroleptikum zugelassen wurde, gibt zu denken. Ähnlich verhält es sich mit dem PMS, das ursprünglich die *Domäne allein der Gynäkologie* war. Das erste Medikament, das die Zulassung für die Behandlung des PMS erhielt, war ausgerechnet ein Antidepressivum mit extrem langer Halbwertszeit!

Ein weiteres Beispiel ist die »Soziale Phobie«, die verstärkte Ängstlichkeit in sozialen Situationen bezeichnet. Die Symptome dieser Störung hätten, wenn sie krankhaft sind, gut bei einer anderen Angsterkrankung Platz gefunden, aber in den Achtzigerjahren war plötzlich auf Tagungen, in Fachzeitschriften und in der populären Presse überall die Rede von der Sozialen Phobie als Krankheit eigener Art. Erst in der Retrospektive fiel auf, dass gleichzeitig ein Medikament gegen diese Störung angeboten wurde – ein nicht sonderlich erfolgreiches Antidepressivum. Kritiker vertraten später die These, diese unnötige Diagnose sei vor allem deswegen verfochten worden, um das Medikament zu »pushen«. Ich halte es für möglich, dass das zutrifft.

Ein weiterer, allerdings gescheiterter Versuch dieser Art wurde im deutschsprachigen Raum in den Neunzigerjahren unternommen, als dort gleichzeitig mit der Werbung für ein bestimmtes Medikament Propaganda für das sogenannte Sisi-Syndrom gemacht wurde – angeblich eine depressive Störung ohne depressive Symptomatik. Diese Kampagne erwies sich allerdings als allzu durchsichtig.

## Die neue Unübersichtlichkeit

Ein weiteres Problem von ICD-10 und DSM-5 besteht in ihrer Unübersichtlichkeit. Die klassischen Diagnosesysteme konzentrierten sich auf wenige Gruppen. Im Mittelpunkt standen neben den Psychosen aus dem schizophrenen Formenkreis und den Affektiven Psychosen die Neurosen und die Persönlichkeitsstörungen. Dazu kamen die organisch bedingten psychischen Störungen von der körperlich begründbaren Psychose bis zur Demenz, die Abhängigkeitserkrankungen und die geistigen Behinderungen – sowie als Sonderbereich die psychischen Störungen im Kinder- und Jugendalter. Das DSM-IV enthält 18 Hauptkapitel, die ICD-10 immerhin zehn. Darin scheint sich die von Frederick C. Redlich vermutete Neigung der Psychiatrie zu manifestieren, sich und ihre Tätigkeit von einem Schleier des Geheimnisses zu umgeben. Die 395 Diagnosen des DSM-IV machen das Verständnis der psychiatrischen Diagnostik zu einer Angelegenheit für Spezialisten. Allen anderen wird der Zugang verwehrt. Deshalb darf sich niemand wundern, wenn die Vertreter anderer Wissenschaften, aber auch anderer medizinischer Disziplinen ihr mit Verständnislosigkeit begegnen, von der durch die Laienwelt repräsentierten Öffentlichkeit gar nicht zu reden.

Allerdings ist das kein Grund zur Verzweiflung oder gar zur Kapitulation. Die Komplexität der neuen Systeme lässt sich ohne größere Schwierigkeiten so weit reduzieren, dass man es wie in der klassischen Diagnostik neben den organisch bedingten psychischen Störungen, den Verhaltensstörungen durch Substanzabhängigkeiten und der Intelligenzminderung (geistige Behinderung) nur noch mit vier Störungs- beziehungsweise Krankheitsgruppen zu tun hat: a) mit den schizophrenen und schizophrenieformen Störungen, b) den affektiven Störungen, c) den »neurotischen« und persönlichkeitsbedingten Verhaltensstörungen einschließlich somatischer Formen und Belastungsstörungen sowie d) den kinder- und jugendpsychiatrischen Störungen einschließlich der Entwicklungsstörungen. Wenn man so vorgeht, erhält man eine Systematik, die es erlaubt, auch Nichtpsychiatern die Psychiatrie beziehungsweise die Krankheiten, die sie behandelt, zu erklären.

## Die Kolonisierung des Normalen durch die Psychiatrie

Der Blick der Handelnden in der Psychiatrie ist auf Krankheit gerichtet, auf Psychopathologie. Dabei tritt die Wahrnehmung des Gesunden allzu leicht in den Hintergrund. Die Sorge um die Ausweitung der Psychopathologierung des Alltags ist deshalb weit verbreitet. Die Psychologisierung des täglichen Lebens und des menschlichen Verhaltens scheint um sich zu greifen. Immer häufiger bleiben Dinge, über die man sich unterhält beziehungsweise auseinandersetzt, nicht so stehen, wie sie gesagt werden. Immer häufiger steht die Frage danach im Raum, was es *möglicherweise* bedeutet. Die Sorge ist berechtigt, aber diese Form der Vulgärpsychologie wird nicht von der Fachwelt vorangetrieben und (noch) nicht von Diagnose- und Klassifikationssystemen, sondern sie ist bevorzugte Domäne bestimmter Boulevardmedien, die neben dem Skandalösen auch einen Hauch von Nichtnormalem als lohnendes Feld pflegen. Sie wecken damit die Neugier der Leser, Hörer und Seher. Wir müssten uns nicht damit befassen, würde diese Form der Kommunikation nicht auf manche fachliche Diskussion übergreifen. Depressive Verstimmungszustände, Burn-out-Syndrome oder narzisstisches Verhalten werden im Zusammenhang mit bestimmten Personen des öffentlichen Lebens, vorzugsweise aus dem Showgeschäft, immer häufiger zum Thema.

Daneben gibt es fachnahe Diskussionen. Dazu gehört als immerwährendes Thema die angebliche Vermehrung der psychischen Krankheiten, insbesondere infolge von Stress und Mobbing in der Arbeitswelt. Da hilft es wenig, wenn man auf die Ergebnisse wissenschaftlicher Untersuchungen verweist, die zeigen, dass psychische Störungen in den letzten Jahrzehnten unverändert häufig oder selten waren und eben nicht häufiger geworden sind. Erklärungsmuster für eine Zunahme, etwa dass die Akzeptanz psychologischer und psychiatrischer Behandlung größer geworden sei – und dass das doch eine gute Sache sei –, haben darauf keine Rückwirkungen.

Dazu passt ein dritter Strang der öffentlichen Auseinandersetzung, der vor allem die Fachwelt betrifft: die dargestellte Zunahme der Zahl der psychiatrischen Diagnosen, gemeinhin »Inflation der Diagnosen« genannt. Und dazu wiederum passt ein polemisches Buch des amerikanischen Psychiaters und früheren »Diagnose-Papstes« Allen Frances (2013), das schon im Originaltitel *Saving Normal* zur Rettung des Normalen aufruft. Sein Verlag feiert das Buch als »Revolte eines Insiders gegen die außer Kontrolle geratene psychiatrische Diagnostik« – der Titel der deutschen Erstausgabe *(Normal)* ist nicht ganz so reißerisch. Inhaltlich macht der Autor klar, dass er die »Normalität im Belagerungszustand« sieht.

Die Auseinandersetzung darum nahm 2013 im Zusammenhang mit der Veröffentlichung der fünften Fassung des DSM teilweise hysterische Züge an, nicht nur innerhalb der Fachdisziplin, sondern auch in der Öffentlichkeit. Deshalb ist es notwendig, diesen Auseinandersetzungen auf den Grund zu gehen. Tatsache ist: Die Zahl der Diagnosen in den Klassifikationssystemen hat sich, wie gesagt, zwischen 1968 und 1994 – also in weniger als 30 Jahren – von 26 auf annähernd 400 – also um mehr als das Fünfzehnfache – vermehrt. Allerdings bedeutet das nicht, dass sich auch die Zahl der Krankheiten, um die es geht, vermehrt hat. Gewiss, einzelne Krankheiten sind hinzugefügt worden: die wichtigsten sind die Posttraumatische Belastungsstörung, die Anpassungsstörung und das Aufmerksamkeitsdefizit-Hyperaktivitätssyndrom (ADHS). Aber andere sind gestrichen worden, die wichtigste: die Homosexualität!

Dennoch verdient diese wundersame Vermehrung der Diagnosen Kritik. Sie hat nicht zu einem besseren Verständnis psychischer Krankheiten beziehungsweise psychischer Störungen beigetragen. Sie hat vielmehr für eine Zersplitterung der psychiatrischen Diagnostik gesorgt – für eine Vermehrung der Unübersichtlichkeit auf einem ohnehin nur schwer überschaubaren Gebiet. Mit wenigen Ausnahmen waren die heute aufgeführten Krankheiten und Störungen auch in den alten Systemen enthalten. Damals hat man sich allerdings entschlossen, zusammengehörige Krankheiten unter einer übergeordneten Krankheitsbezeichnung zusammenzufassen und die Besonderheiten spezieller Gruppen im vorgegebenen Rahmen zu benennen. Man kann also sehr wohl von einer Inflation der Diagnosen sprechen, aber diese betrifft nicht ausschließlich die Psychiatrie. Sie ist von den Klassifikationssystemen überrannt worden und muss sich damit auseinandersetzen, wie schon beim DSM-IV (Finzen, Hoffmann-Richter 2002). Die Debatte, die sich in der Öffentlichkeit und den Medien vollzieht, hat wenig mit den Problemen zu tun, die sie für den psychiatrischen Alltag aufwerfen. Die veröffentlichte Meinung mag das anders sehen, aber dabei handelt es sich nicht um Psychiatrie, sondern um Kulturkritik, deren Gegenstand die Psychiatrie ist.

# Krank zu sein ist normal – auch psychisch krank zu sein

Zu Anfang des Buches habe ich die These geprüft, ob normal zu sein gleichbedeutend damit sei, gesund zu sein. Dann habe ich seelische Gesundheit und psychische Erkrankung einander gegenübergestellt, um diese These einer weiteren Belastungsprobe auszusetzen. Der Beweis ist nicht wirklich gelungen. Solche Abgrenzungen haben etwas Künstliches an sich. Dichotomien wie »normal versus nicht normal« oder »krank versus gesund« mögen theoretisch oder innerhalb einer Systematik ihren Sinn haben, aber in der harten Wirklichkeit ist das weite Feld zwischen den Polen wichtiger als der konstruierte Gegensatz selbst. Dazu kommt, dass »krank – gesund« keine wirkliche Dichotomie ist: »Nicht krank« muss nicht in jedem Fall »gesund« sein; und »nicht gesund« muss lange noch nicht »krank« sein.

Wenn ich in der oben stehenden Überschrift schreibe »Krank zu sein ist normal«, so ist das keine These. Es ist eine Feststellung, die kaum Widerspruch auslösen wird. Anders mag es sich mit dem zweiten Teil der Überschrift verhalten: »auch psychisch krank zu sein«. Das ist wohl eher eine These, die Widerspruch weckt. In diesem vermeintlichen Widerspruch kommt dann auch die Verknüpfung von normal und krank wieder ins Spiel: Wenn Menschen sich sichtbar psychisch gestört verhalten, ist die – öffentliche – Reaktion häufig: »Das ist doch nicht normal«, oder: »Der ist doch nicht normal!«

Beschäftigen wir uns erst einmal mit Krankheit im Allgemeinen. Wenn jemand krank ist, würde niemand auf die Idee kommen, zu behaupten, der sei nicht normal. Das gilt auch für schwere Erkrankungen, ja selbst für ein anhaltendes Koma. Beide würden als Ausnahmesituationen betrachtet, die der Bewältigung bedürfen. Selbst wenn eine vorübergehende rechtliche Betreuung notwendig sein sollte, bleibt der

Betroffene in den Augen seiner Umgebung »normal«. Aber die meisten körperlichen Erkrankungen sind nicht so tief greifend, dass sie die Urteils- und Handlungsfähigkeit des Erkrankten infrage stellen: Er ist und bleibt »normal« – vielleicht nicht tatsächlich, auf jeden Fall aber in der öffentlichen Wahrnehmung.

Beim Kranksein unterscheiden wir zudem außer einer schweren Krankheit zwischen mäßig ausgeprägter und leichter Krankheit, zwischen akuter Störung, die über ein paar Wochen andauert, und chronischer Krankheit. Zwischen Krankheiten, die der intensiven Behandlung bedürfen, und solchen, die allenfalls der hausärztlichen Betreuung bedürfen, oder sogar jenen, die von allein wieder verschwinden. Krankheit ist also alles andere als ein einheitliches Geschehen. Sie eignet sich auch schlecht für allgemeine Klischees oder für eine Etikettierung, die das gesamte Phänomen Krankheit oder gar den kranken Menschen als Ganzes abdeckt.

Das Gleiche gilt im Grundsatz für psychische Erkrankungen und für die Menschen mit psychischen Störungen. Auch hier müssen wir zwischen akuter Erkrankung, länger dauerndem Kranksein und chronischer Erkrankung unterscheiden; und wir müssen unterscheiden zwischen leichter und schwerer Erkrankung, also auch zwischen Menschen, die an leichten und an schweren psychischen Störungen leiden. Deshalb erscheint es als widersinnig, diese große Gruppe übergreifend mit einem einzigen Etikett versehen zu wollen – etwa dem Etikett »nicht normal«. Wie bei körperlichen Erkrankungen und körperlich Kranken haben wir es mit kranken Menschen zu tun, die unter ihrer Krankheit leiden und die alles gebrauchen können, nur keine zusätzlichen Belastungen durch abwertende Stigmata.

Auch psychische Krankheiten können leicht oder schwer sein, auch wenn wir mit dem Namen der Krankheit verbinden, dass es sich um eine schwere Krankheit handeln müsse. Das beste Beispiel dafür sind möglicherweise die Erkrankungen aus dem schizophrenen Formenkreis. Ich habe bereits vor Jahren versucht, das auf den Punkt zu bringen:

> »Die Schizophrenie ist die schillerndste aller psychischen Störungen. Sie kann leicht sein oder schwer. Sie kann akut und dramatisch verlaufen oder schleichend und für Außenstehende kaum wahrnehmbar. Sie kann kurze Zeit andauern oder ein ganzes Leben. Sie kann einmalig auftreten. Sie kann in längeren oder kürzeren Abständen wiederkehren. Sie kann ausheilen oder zu Invalidität führen. Sie trifft Jugendliche im Prozess des Erwachsenwerdens und in der beruflichen Entwicklung. Sie trifft Frauen und Männer, die mitten im Leben stehen, und solche an der Schwelle zum Alter.
>
> Weil sie so vielfältig in ihren Erscheinungsformen ist, ist sie auch für erfahrene Psychiater oft nur schwer greifbar. Unerfahrene – das sind auch Kranke am Beginn ihres Leidens, Angehörige, Menschen aus dem Freundeskreis und Berufskollegen und die breite Öffentlichkeit – stehen der Krankheit eher ratlos und zweifelnd gegenüber. Wo so viel Ratlosigkeit und Unklarheit besteht, müssen Vorurteile Platz greifen. Diese versteigern sich auf der einen Seite zum Märchen von der Unheilbarkeit der Störung, auf der anderen zur Unterstellung, die Schizophrenie gebe es nicht. Sie sei eine Erfindung der Psychiater« (FINZEN 1994).

Ich will die schizophrenen Psychosen mit diesen Überlegungen keineswegs verharmlosen. Sie sind und bleiben im Prinzip schwere Krankheiten. Nur, die einzelnen Kranken sind in unterschiedlicher Weise betroffen. Wenn sie so glücklich sind, an einer milden Form zu leiden, oder wenn sie sich in einer Phase befinden, in der die krankheitstypischen Symptome kaum wahrnehmbar sind, so leiden sie dennoch an dieser Erkrankung. Das wegdiskutieren zu wollen würde das Vorurteil bekräftigen, dass den Menschen mit dieser Krankheit im Grunde nicht zu helfen ist. Das aber ist falsch. Auf jeden Fall macht das deutlich, dass die Dichotomie »normal – nicht normal« sich hier kaum anwenden lässt. Der Versuch, das zu tun, ist eine falsche Zugangsweise. Das gilt ähnlich für alle anderen psychischen Störungen auch. Die Menschen, die an solchen Krankheiten leiden, sind nicht »unnormal«, sie sind *krank*. Auch die Krankheit selbst ist »normal«. Nicht normal sind vielmehr bestimmte Symptome, die das Verhalten der Betroffenen bestimmen beziehungsweise die die Krankheit kennzeichnen.

Der Angstkranke ist ein kranker Mensch, der Angst hat. Die Angst kann normal und gesund sein, aber auch »nicht normal« und krank, wenn sie keine nachvollziehbaren Ursachen hat oder wenn sie so ausgeprägt ist, dass sie das Gesamtverhalten der Betroffenen bestimmt. Auch dann sind die Kranken an erster Stelle Leidende; und dass sie an ihrer Angst leiden, ist nur normal! Ich könnte das am Beispiel Dutzender psychischer Krankheiten durchdeklinieren, denn das Muster wiederholt sich in beklemmender Einförmigkeit.

Ein weiteres Beispiel drängt sich allerdings auf: die Depression. Sie drängt sich auf, weil sie so verbreitet ist. Und weil sie, wie die schizophrenen Psychosen, sehr unterschiedlich sein kann. Depressive Menschen können schwer krank, sogar aufgrund ihrer Symptomatik handlungsunfähig sein. Ihre Symptome können aber auch ganz diskret, für Außenstehende kaum wahrnehmbar sein. Depressionen sind auch deshalb ein gutes Beispiel, weil wir, anders als bei schizophrenen Psychosen, über viele von ihnen genaue Vorstellungen über ihre Entstehung haben. Die meisten von ihnen, insbesondere die leichteren, entwickeln sich als Reaktionen auf äußere Ereignisse, als Folge von Stress, psychischer und körperlicher Überforderung oder von Lebenssituationen, die als nur schwer erträglich erlebt werden. Andere hängen mit körperlichen Grunderkrankungen zusammen, insbesondere schweren körperlichen Leiden.

Offenbar können wir mit Krankheiten und Störungen, von denen wir wissen, woher sie kommen, besser umgehen als mit solchen, über deren Ursachen wir wenig wissen. Natürlich kennen wir nicht bei allen Formen von Depressionen ihre Ursachen. Das gilt vor allem für diejenigen, die in Phasen verlaufen und immer wiederkommen und deren Symptomatiken so schwerwiegend sein können, dass sie in ihren Inhalten psychotisch wirken. Dennoch scheint es hilfreich zu sein, dass wir bei einem großen Teil der depressiven Störungen eben doch wissen, was ihre Ursachen sind.

## Trügerische Statistik

Zur Erklärbarkeit kommt noch etwas hinzu: Die meisten Menschen mit psychischen Krankheiten oder Störungen, die in den Statistiken erfasst werden, leiden eher an leichten Störungen, sogenannten Befindlichkeitsstörungen. Wenn man auf die Wing'sche Dreiteilung aus den Siebzigerjahren zurückgreift – von 0,2 Prozent schwer psychisch krank, 2 Prozent psychisch krank und 18 Prozent »of mental ill health«, also mit gestörter psychischer Gesundheit –, dann umfasst diese Gruppe immerhin 90 Prozent aller psychisch erkrankten Personen. Selbstverständlich handelt es sich dabei um eine »gegriffene« Zahl. Neuere Epidemiologen wie Pedersen und andere (2014) oder Jacobi und Kollegen (2014) präsentieren andere, umfangreichere Daten. Leider differenzieren sie den Schweregrad der von ihnen erfassten Krankheiten und Störungen nicht, aber sicher ist, dass die meisten Menschen, die sich wegen psychischer Beschwerden in ärztliche oder fachärztliche Behandlung begeben, an leichten Störungen leiden. Eine Auseinandersetzung darüber, wie viele von ihnen überhaupt eine fachärztliche psychiatrische Behandlung benötigen und wie intensiv diese sein muss (und darf), steht aus. Vermutlich erschöpft sich ihre Behandlung bei den meisten ohnehin in Ratschlägen, allenfalls in therapeutischen Gesprächen, meist aber in der Verordnung von Tranquilizern.

All diese Personen erscheinen in der Statistik als »psychisch krank« – und sei es nur aus abrechnungstechnischen Gründen. Ihre große Zahl ist es, die einen wesentlichen Anteil am Alarmismus um die »Zunahme« psychischer Krankheiten und an der Inflation der Diagnosen ausmacht, die zur Etikettierung von immer mehr Menschen als psychisch krank führt.

Aber Befindlichkeitsstörungen haben wir alle, Einzelne eher selten, andere gelegentlich, wieder andere häufig. Zum Teil ist es auch eine Frage der Einstellung – und der Persönlichkeit –, ob wir Schwankungen unserer Befindlichkeit als Störung wahrnehmen, besonders aber, ob wir damit einen Arzt aufsuchen. Ein besonderes Merkmal solcher Störungen ist es, dass sie kommen und gehen – und zwar unabhängig davon, ob sie medizinisch oder psychologisch behandelt werden oder nicht. Es ist im Übrigen ein Kennzeichen aller psychischen Krankheiten und Störungen, dass sie episodisch verlaufen. Das gilt auch für schwere Krankheiten. Mit anderen Worten, die Krankheiten, die in der Statistik erfasst werden, sind in einem definierten Zeitraum, meist innerhalb eines Jahres, aufgetreten. Damit ist aber keine Aussage darüber getroffen, an wie vielen Tagen, Wochen oder Monaten in diesem Zeitraum die Krankheit auch wirklich vorhanden gewesen ist. Das bedeutet nichts anderes, als dass solche Zahlen relativ sind.

## Auch »Severe Mental Illness« normal?

Schwere psychische Krankheiten können so ausgeprägt sein, dass sie die gesamte Persönlichkeit des betroffenen Menschen beherrschen und diesen Menschen in seinem Wesen verändern. Das trifft etwa dann zu, wenn eine schwere Psychose nicht nur die Weltwahrnehmung des Betroffenen verändert, sondern auch sein Erleben, etwa wenn er Stimmen hört, die nicht seine eigenen und nicht identifizierbar die anderer sind (ohne das erkennen zu können), wenn er von unheimlichen

Ängsten geplagt wird, wenn er sich von nicht vorhandenen Verfolgern bedrängt wähnt. Dann ist das nicht normal. Und wenn man will, kann man daraus folgern, er selbst *als Person* oder Persönlichkeit sei nicht normal. Solche schwerwiegenden Symptome sind in Relation zu denen der großen Mehrheit der psychisch Kranken selten. Aber sie kommen vor. Und wenn sie vorkommen, dann fast immer im Zusammenhang eines akuten Schubs, der akuten Episode einer schweren psychischen Krankheit. Wichtig ist: Eine solche Symptomatik ist mit den Mitteln, die uns heute zur Verfügung stehen, gut behandelbar.

Allerdings sind dies auch jene Erkrankten, bei denen die Verknüpfung von psychischer Krankheit mit dem Risiko der Gewalttätigkeit am häufigsten ist. Dass psychische Krankheit »immer« mit Gewalttätigkeit verbunden sei, ist eines der hartnäckigen Vorurteile, die Ausgrenzung und Stigmatisierung nach sich ziehen. Dieses Vorurteil, das in der Öffentlichkeit weit verbreitet ist, wird von vielen Medien sorgsam gepflegt. Dabei geht es meist nicht um das tatsächliche Risiko, das von einzelnen psychisch Kranken ausgehen mag, sondern um das gefühlte Risiko.

Das ungeprüfte Bild vom »unberechenbaren und gefährlichen« psychisch kranken Gewalttäter, der ohne jeden Grund arglose Passanten umbringt, ist verbreitet. Dieses Bild wird nicht nur von der Boulevardpresse transportiert und bestärkt. Auch seriöse Medien sind nicht dagegen gefeit. Im Berliner *Tagesspiegel* beispielsweise war einmal unter der Überschrift »Gefährlicher Wahn« zu lesen:

> »Bis zu 10 % aller Tötungsdelikte werden von psychisch Kranken begangen. Häufig sind es Taten, die bizarr anmuten oder sich scheinbar aus heiterem Himmel ereignen. So wurde in einem Berliner Supermarkt im Mai 2013 ein Mann völlig ohne Anlass von einem offenkundig geistig Verwirrten erstochen. Und im Juni 2012 brachte in Berlin-Kreuzberg ein mutmaßlich psychisch Kranker seine Frau – vermutlich in wahnhafter Verkennung der Reali-

> tät – um und zerstückelte sie. Oft ist die Ursache einer solchen Tat ein mit Verfolgungswahn einhergehendes seelisches Leiden, eine schizophrene Psychose. Die Täter haben den Kontakt zur Realität verloren, sind von Wahnvorstellungen bestimmt oder haben Halluzinationen. Nicht selten hören sie Stimmen, die ihnen das Handeln befehlen. Sie begehen Straftaten, weil sie sich bedroht fühlen, gewissermaßen als Gegen- oder Notwehr. Das moralisch Böse ihres Tuns ist ihnen häufig nicht klar, mehr noch: Im Kampf gegen eine vermeintliche Weltverschwörung gegen Teufel und Dämonen sind sie die Guten, zum Handeln gewissermaßen gezwungen. Den Kranken ist meist nicht bewusst, wie seltsam ihre Gedankengänge sind; und sie kommen nicht auf die Idee, sich in Behandlung zu begeben« (Wewetzer 2013).

So etwas kommt vor. Dennoch ist das Bild, das hier von psychisch kranken Menschen gezeichnet wird, eine eingängige Vermischung von Tatsachen, Halbwahrheiten, Mythen und Vorurteilen. Es ist undifferenziert. Vor allem aber ist es tendenziös. Dabei stimmt ärgerlich, dass der Meinungsbeitrag mit seinem Titel »Gefährlicher Wahn« als Wissenschaft verkauft wird. Er geht mit keinem Wort darauf ein, dass Gewalttaten von psychisch Kranken an Fremden nachgewiesenermaßen sehr selten sind (dazu Finzen 2014). Mir geht es hier allerdings nicht in erster Linie um Vorurteile und Stigmatisierung, es geht mir vielmehr um den Angriff auf die Normalität der meisten psychisch Kranken und um die öffentliche Wahrnehmung. Solche eindrucksvollen Beispiele vermitteln Bilder von psychisch kranken Menschen, die sich einprägen. Und man täusche sich nicht: Solche Berichte sind keine Ausnahmen. Sie sind Mainstream.

## Die Sprache: Stereotyp »Irrer Mörder«

Das wichtigste Transportmittel für die Botschaft des »unnormalen«, unberechenbaren und gefährlichen psychisch Kranken ist die Sprache. Ich will das am Beispiel der vielfältigen Verwendung des Begriffes »irre« deutlich machen:

> **»Irrer ersticht Radio-Pfarrer**
> Freiburg – Er wollte den Menschen helfen und bezahlte mit dem Leben. In Freiburg hat ein offenbar geisteskranker Mann (30) den Radio-Pfarrer Christoph Schorling (55) erstochen. Schon öfter suchte der spätere Killer den leitenden Geistlichen der evangelisch-lutherischen Kirche Baden im Pfarrhaus zur Seelsorge auf. An diesem Abend gab es Streit: Plötzlich zog der 30-Jährige ein Küchenmesser, stach es dem Priester in die Brust. Er war sofort tot, der Täter flüchtete. Polizei-Sprecherin Laura Leske (36): ›Er wurde eine halbe Stunde später festgenommen und kam in eine psychiatrische Klinik.‹ Angeblich hatte der Pfarrer gewarnt, den Mann hereinzulassen. Der Tote hinterlässt eine Frau, drei Kinder und mehrere Enkel. Bekannt wurde er durch seine Radio-Auftritte im SWR« (*Bild-Zeitung*, 24. Juni 2014).

Solche tragischen Vorfälle gibt es – leider. Aber sie sind selten. Man muss auch darüber berichten. Die Notiz in der *Bild-Zeitung* ist inhaltlich bemerkenswert korrekt. Es wird auch nicht versucht, Stimmung zu machen. Dabei könnte man es belassen, wäre da nicht die Schlagzeile! Die macht den Artikel typisch für eine Form der Berichterstattung, die sich weniger durch Inhalte als durch eine Sprache disqualifiziert, die von Unterstellungen strotzt und Vorurteile schürt. Die Verwendung der Sprachkombination von »irre« und »Mörder« scheint dabei vor allem in den Schlagzeilen besonders beliebt zu sein. Hier einige Beispiele:

»Brüssel: Irrer Mörder verschanzt sich. Geiselnehmer schoss auf Polizei« *(Berliner Kurier)*
»Schweden: Anna Lindths Mörder – Irrer oder Killer?« (*Die Zeit*)
»Irrer Mutter-Mörder wird Hit bei YouTube« (*BZ Berlin*)
»Irrer Killer: Mein Freund, der Mörder Charles Manson« (*Die Welt*)
»Mord im Wald: Irrer ersticht Joggerin« (*Bild*)
»Irrer Täter schlägt wieder zu: nach dem 14. Igel-Mord. Einsatz für die Soko ›Stachel‹« (*Express*)
»Blutverschmiertes Messer – Horror Grusel Mörder: Killer Irrer Kostüm und Zubehör« (*eBay*)
»Verwirrter Obdachloser mutiert zum Mörder und Kannibalen. Irrer Penner wird zum Kannibalen« (*Die Welt*)
»Irrer Oma-Mord – zum Mörder erzogen (*News*, Österreich)
»Irrer aus der Hölle. Der Mörder agierte kaltblütig und sadistisch« (*Spiegel-online*)
»Ein irres Georgel und ein irrer Mörder« (*Badische Zeitung*)
»Irrer Mörder muss in Anstalt – Vater erstochen« (*Kronenzeitung*, Österreich)
»Weitere Katze verstümmelt – geht ein irrer Katzenmörder um?« *(Bild* und *Blick* und weitere Medien*)*
»Skandal: Irrer Rechtsanwalt fordert Strafminderung bei Mord aus kulturellen Gründen« (*YouTube*)

Die Analyse der dazugehörigen Beiträge zeigt, dass allenfalls in der Hälfte der Fälle Anhaltspunkte dafür bestanden, dass die Taten tatsächlich von psychisch Kranken begangen worden waren. Die Verbrechen waren teils bizarr, scheinbar motivlos, in jedem Fall aber unverständlich. Deshalb die Botschaft, es handele sich um einen geistesverwirrten »irren Mörder« – mithin um einen psychisch Kranken. Dass unter solchen Überschriften auch »irre Igel-Mörder« auftauchen, die von einer »Soko ›Stachel‹« gejagt werden, Werbeanzeigen über »Mörder-Kostüme« oder – in großer Zahl – Ankündigungen von TV-Filmen oder Kriminalromanen, unterstreicht nur die Attraktivität des diffamierenden Begriffs, der gedanklich fast immer mit psychischer Krankheit gleichgesetzt wird.

## Tendenziöse Darstellung

Tendenziöse Berichterstattung durch den Gebrauch diskriminierender Wörter, wie in den oben zitierten Schlagzeilen, ist beileibe kein Privileg des Boulevards. Die Wiener Wissenschaftlerin Helga Seitz (1985) beispielsweise stellte bei ihrer Untersuchung über die Berichterstattung österreichischer Tageszeitungen über psychisch kranke Rechtsbrecher bereits vor Jahrzehnten fest, »daß die Darstellung psychisch kranker Täter systematisch anders erfolgt als die gesunder«. Und Ulrike Hoffmann-Richter schrieb: »Das Verhalten der Kranken erscheint als stabil straffällig, das Gesunder als momentanes, situatives Ereignis. Andererseits werden psychisch Auffällige nicht nur als gefährlich, sondern auch als unberechenbar beschrieben. Und dies geschieht nicht nur in der Darstellung eines Einzelereignisses. Die soziale Repräsentation des ›motivlos‹ handelnden psychisch Gestörten dient auch als Erklärungsansatz für unbegreifliche Taten« (Hoffmann-Richter 2000, S. 164).

Ein Beispiel aus der *Frankfurter Allgemeinen Zeitung* unterstreicht das. Horst Rademacher schreibt in einem Kommentar mit der Überschrift: »Berufskriminelle, psychisch Gestörte und Schusswaffen aller Art«, der sich mit Amoktaten in den USA befasst:

> »... meist sind es psychisch gestörte Heranwachsende, Geistesgestörte, religiöse Fanatiker oder politisch Irregeleitete, die solche Massaker verüben. Schußwaffen aller Art können in vielen

> Bundesstaaten noch immer allein gegen die Vorlage eines Führerscheins erworben werden [...]. Gleichzeitig führt aber die Verbreitung von Schußwaffen dazu, daß sie immer häufiger Leuten in die Hände fallen, die keine Spur von Verantwortungsbewußtsein besitzen und die vielmehr einen Kult daraus machen oder Sprengstoff als Ergänzung ihres gestürzten Selbstbewußtseins betrachten« (zitiert nach HOFFMANN-RICHTER 2000, S. 164).

Für Ulrike Hoffmann-Richter bringt der Autor des auszugsweise zitierten Textes »aus psychiatrischer Sicht im Allgemeinen und aus forensisch-psychiatrischer Sicht im Besonderen innerhalb weniger Sätze zusammen, was nicht zusammengehört«: »Die Kriminalität in den USA, das harte Durchgreifen der Behörden, die angeblich abschreckende Wirkung der drakonischen Strafen; das Verhalten persönlichkeitsgestörter Menschen oder dasjenige von religiösen Fanatikern mit dem psychisch Kranker im engeren Sinn. Der Autor spricht von Geistesgestörten. Diese setzt er gleich mit Menschen, die keine Spur von Verantwortungsbewusstsein besitzen oder einer Waffe als Ergänzung ihres gestörten Selbstbewusstseins betrachten« (ebd.).

Niklas Luhmann hat recht, wenn er schreibt:

> »Was wir über unsere Gesellschaft, ja über die Welt, in der wir leben, wissen, wissen wir durch die Massenmedien [...]. Andererseits wissen wir so viel über die Massenmedien, dass wir diesen Quellen nicht trauen können. Wir wehren uns mit einem Manipulationsverdacht, der aber nicht zu nennenswerten Konsequenzen führt, da das den Massenmedien entnommene Wissen sich wie von selbst zu einem selbstverstärkenden Gefüge zusammenschließt« (LUHMANN 1996).

Wenn man das akzeptiert, begreift man, welche Macht die Medien über unser Denken und unser Fühlen haben. Möglicherweise erschaffen die Medien unsere Vorurteile nicht, aber sie aktivieren sie. Sie verstärken sie; auf jeden Fall aber stabilisieren sie sie. Das Bild, das die Massenmedien von der Unberechenbarkeit und Gefährlichkeit psychisch kranker Menschen zeichnen, hat Wirkungen.

## *Schussbemerkung*

Zu Beginn dieses Kapitels habe ich die These verfolgt, dass Kranksein, auch psychisch krank zu sein, normal ist – und dass die Krankheit selbst zunächst keine Hinweise auf etwaiges nicht normales Verhalten liefert. Zwar sind beide Kategorien nicht unabhängig voneinander, aber bei der Frage, ob ein bestimmtes Verhalten normal ist oder nicht, ist die Krankheit neben der Individualität des Betroffenen und seiner Fähigkeit, mit Belastungen umzugehen, nur *ein* Faktor!

Im Anschluss daran habe ich gezeigt, dass es kurzschlüssig ist, »der« Psychiatrie pauschal vorzuhalten, dass sie es betreibe, die Normalität zu kolonisieren und das Nicht-Normalsein aus Blindheit oder aus Eigeninteresse auszuweiten. Gewiss gibt es diese Tendenz. Aber es gibt offenbar auch und vor allem gesamtgesellschaftliche Interessen und Tendenzen, insbesondere solche der Massenmedien, die Normalität Einzelner oder ganzer Bevölkerungsgruppen infrage zu stellen. Was die Massenmedien anbetrifft: Für sie ist das ohne Zweifel interessanter, als sich mit der langweiligen Normalität zu beschäftigen.

# Die Rückeroberung des Normalen durch Prävention?

Prävention ist ein immerwährender Traum von Sozial- und Gesundheitspolitikern, von Fachleuten wie von Laien. Ein allumfassendes präventives Netz, das alle Gesellschaftsbereiche abdeckt, verspricht psychische und körperliche Gesundheit sowie eine emanzipierende Entwicklung zu selbstständigen und gesunden Menschen, was immer sie tun und wo immer sie leben. Die präventive Fürsorge beginnt mit der Familienplanung. Sie setzt sich fort in der Betreuung von Schwangeren, in der Erziehung und Pflege von Kleinkindern zu Hause, in Kinderkrippen und Kindergärten, in der Schule sowie in beruflicher Ausbildung und Studium. Präventives Denken durchzieht das weitere Leben bis ins Alter. Prävention sorgt für eine menschenfreundliche, stressarme Arbeitswelt und vermeidet Arbeitslosigkeit. Sie sorgt für einen angemessenen Lebensunterhalt und für Wohnraum für alle. Prävention hilft bei der Gestaltung der Freizeitwelt und der Muße. Eine wahre Utopie also.

## Vor Präventionsutopien sei gewarnt

In der psychiatrischen Versorgung waren Überlegungen zu einer präventiven Psychiatrie zu Beginn der Community-Mental-Health-Bewegung erstmals ein breit diskutiertes Thema. Die »Prinzipien einer präventiven Psychiatrie« beschrieb Gerald Caplan 1964 in einem damals berühmten Buch. Seine Forderungen waren sehr weitreichend. So vertrat er die Überzeugung, dass Politiker, die für wichtige Ämter kandidieren, sich einer psychiatrischen Untersuchung unterziehen sollten (ein reizvoller Gedanke!). Er forderte, dass alleinstehende Mütter motiviert werden sollten, eine Partnerschaft einzugehen – damals hieß das: zu heiraten –, um die gesunde Entwicklung der Kinder in einer vollständigen Familie zu gewährleisten.

Die Caplan'schen Thesen lösten damals große Begeisterung aus, vor allem bei jüngeren Sozialarbeitern, Psychologen und Psychiatern, aber auch Widerspruch und Skepsis. Ich habe meine Bedenken schon bald (1973) in meiner Tübinger Antrittsvorlesung formuliert: »Wer heute von den Psychiatern verlangt, sie sollten primäre Prävention leisten, kann von ihnen nur unverbindliche Vorschläge erwarten, wie die Forderung nach besseren Kindergärten, größeren Wohnungen, weniger Stress im Arbeitsbereich oder nach besseren mitmenschlichen Beziehungen in den Primärgruppen – um von der Forderung nach Systemüberwindung durch Änderung der Gesellschaft gar nicht erst zu reden.«

Das gilt heute wie damals. Dennoch: In einer Welt, die nicht die beste aller denkbaren ist, brauchen wir unsere Utopien. Nur, bei allen unseren Wünschen und Hoffnungen sollten wir die Risiken und Nebenwirkungen ihrer Erfüllung mitbedenken. Wie würde ein Gemeinwesen aussehen, in dem politisch Engagierte, wenn sie für ein Amt kandidieren, tatsächlich psychiatrisch untersucht werden müssten; wenn wir aufgrund irgendwelcher psychologischer Theorien ledige Mütter in Partnerschaften zwängen – oder umgekehrt, Paare nötigten, sich zu trennen, da Unstimmigkeiten zwischen den Partnern nicht ohne Auswirkungen auf die Kinder bleiben; oder wir Kinder regelmäßig in Fremdbetreuung geben, wenn Jugendämter und psychologische Gutachter den Eindruck gewinnen, die Atmosphäre in der Familie täte ihnen nicht gut?

Solche Überlegungen lösen bei den meisten von uns Alarmglockengeläut aus. Primäre Prävention – und darum geht es vor allem – ist also eine zweischneidige Angelegenheit. Im Übrigen genügt ein Blick in die Geschichte, auch in die Psychiatriegeschichte, für die Erkenntnis, dass präventives Denken zu einer fürchterlichen oder mörderischen Angelegenheit werden kann.

## Ein früher Irrweg der Sozialen Psychiatrie

Schon in der ersten bekannten Publikation von Georg ILLBERG (1904), die den Begriff »Soziale Psychiatrie« im Titel führte, steht die Volksgesundheit im Vordergrund, die Forderung, dass nur gesunde Frauen Kinder bekommen sollten und dass es eine vorrangige Aufgabe der Sozialpsychiatrie sei, Sorge zu tragen, dass gesunde, *wehrfähige* Männer heranwachsen. Die Idee der Sterilisation von Männern und Frauen mit zweifelhaftem Erbgut war bereits um die Wende zum 20. Jahrhundert weit verbreitet. Erste Sterilisationsgesetze wurden lange vor dem Nationalsozialismus im Namen der Prävention etwa im Schweizer Kanton Waadtland oder in Kalifornien eingeführt. Der nationalsozialistische Massenmord psychisch Kranker und geistig Behinderter hatte seine Wurzeln in solchen Ideen, die sich durchweg als präventiv im Sinne der Volksgesundheit verstanden. Dass das auch bei den Euthanasiemorden der Fall war, geht aus einer Denkschrift hervor, die Hans Heinze, Ernst Ruedin und Paul Nitsche 1943 an den Führer verfassten (ROELCKE 2012). Sie enthält nicht weniger als die Utopie einer heilenden und sozialen Psychiatrie, die möglich werde, wenn man das Morden zu Ende geführt habe.

Diese historischen Zusammenhänge sind wenig beachtet worden. Vermutlich deshalb spielten sie in der euphorischen Präventionsdebatte der Sechzigerjahre keine Rolle. Sicher auch, weil die Euthanasieverbrechen damals in den USA wenig bekannt waren.

Nach dem Niedergang der ersten Präventionsbewegung in Verbindung mit dem Scheitern der Community-Mental-Health-Bewegung verlagerte sich die Aufmerksamkeit der Psychiatrie von der primären Prävention auf die sekundäre und tertiäre Prävention. Diese Aufteilung wird Caplan zugeschrieben. Ich bin ihr zum ersten Mal 1969 in London begegnet. Danach bedeutet »Primäre Prävention«, der Krankheit vorzubeugen, sie zu verhindern. »Sekundäre Prävention« steht für Wiederherstellung nach einer Krankheitsphase durch Therapie und Vermeidung von Wiedererkrankungen, kurz Rückfallprophylaxe. »Tertiäre Prävention« steht für die Vermeidung der Verschlechterung von Behinderungen, die nach dem Ablauf einer schweren chronischen Krankheit fortbestehen. Beide – die sekundäre wie die tertiäre Prävention – stützen sich vor allem auf Rehabilitationsmaßnahmen und soziale Förderung, auf die Vermittlung von angemessenem Wohnraum, Arbeit oder Betätigung sowie auf Teilhabe am gesellschaftlichen Leben.

## Früh- und Risikodiagnostik

In den vergangenen zehn Jahren sind, wahrscheinlich im Zusammenhang mit den vielfältigen Bemühungen um Frühdiagnostik und Frühintervention bei schizophrenen Psychosen und Demenzerkrankungen, wieder zahlreiche Publikationen zur Prävention in der Psychiatrie erschienen, darunter zwei Handbücher von Joachim Klosterkötter und Wolfgang Maier (2017) sowie von Wulf Rössler und Vladeta Ajdacic-Gross (2014). Die neue Präventionsbewegung, so muss man sie wohl nennen, hat die bisherige Einteilung inhaltlich revidiert, wenngleich die Grundeinteilung in primäre, sekundäre und tertiäre Prävention erhalten geblieben ist. Aber sie wurde durch drei weitere Prinzipien ergänzt: die universale, selektive und indizierte Prävention. Zielgruppe ist bei der universalen Prävention die Gesamtbevölkerung, bei der selektiven Prävention sind es ausgewählte Gruppen, etwa solche, die als besonders gefährdet identifiziert werden, und bei der indizierten Prävention sind es Personen, die »zwar noch keine Krankheitssymptome, aber schon klinische Normabweichungen« (Klosterkötter, Maier 2017, S. 21 f.) bieten.

Für meine Frage ist wichtig, ob Prävention ein Weg zur Rückeroberung des Normalen gegen die Tendenzen der Ausweitung des

Territoriums von Medizin und Psychiatrie sein kann. Klosterkötter und Maier beschreiben diesen Personenkreis wie folgt:

> »Ob man ihm angehört oder nicht, stellt sich nicht schon bei der Aufklärung über mögliche Risikofaktoren in den Informationskampagnen oder Beratungsgesprächen, sondern erst bei der noch weitergehenden Teilnahme an einer medizinischen Gesundheitsüberprüfung heraus. Je nachdem, welche Gesundheitstests das jeweilige Screeningprogramm mit einschließt, können klinische Untersuchungen, Laborkontrollen oder bildgebende Verfahren Normabweichungen erfassen, die ein hohes Risiko für die Entwicklung einer oder mehrerer Krankheiten anzeigen. Die Treffsicherheit dieser Risikoeinschätzung lässt sich allerdings immer erst durch methodisch anspruchsvolle und klinisch sehr aufwendige Studien absichern und bleibt deshalb oft ein jahrelanges Thema kritischer Expertendiskussionen. Wenn sie aber einmal gelungen ist, ergibt sich daraus ein hohes Maß an medizinischer Dringlichkeit für die Maßnahmen, die den kritischen klinischen Befund erst einmal unter Kontrolle bringen können« (Klosterkötter Maier 2017, S. 22).

Zielgruppen für die indizierte Prävention werden durch Maßnahmen der selektiven Prävention identifiziert. Es handelt sich etwa um Personen, »die sich in Präventionsprogrammen an risikogefährdeten Jugendlichen nach Trauma- oder Trauererfahrungen oder im Kontext ihrer familiären Belastungen als Angehörige von psychisch kranken Eltern« fanden (Meisenzahl / Oepen 2017, S. 409 f.). Ebenfalls betroffen sind Personen, meist Jugendliche, die durch irgendwelche Abweichungen vom alterstypischen »Normalen« aufgefallen sind und dadurch Besorgnis ausgelöst haben – etwa bei Eltern oder Lehrern – und deshalb ins Visier von Früherkennungsprogrammen geraten – mit anderen Worten: die meisten Jugendlichen in irgendeiner Phase ihrer Pubertät.

Deshalb besteht die Gefahr, dass eine unüberschaubar große Zahl junger Menschen ins Netz der Präventions- und Risikodiagnostik gerät. Die aber ist selbst voller Risiken und Nebenwirkungen! Jeder, der in ein entsprechendes Programm gerät, hat ein Recht auf umfassende Aufklärung – Aufklärung zum Beispiel darüber, dass der *Verdacht* besteht, er könne *vielleicht* einmal an einer schizophrenen Psychose erkranken. Das ist zunächst einmal ziemlich vage, doch das reicht, um die Betroffenen zutiefst zu verunsichern, zu erschüttern und in ihrer weiteren Entwicklung zu stören. Ja, Früh- und Risikodiagnostik sind geeignet, die persönliche Identität der Betroffenen zu beschädigen und sie als Personen zu stigmatisieren (Goffman 1963 / 1974).

Dazu kommt, dass Maßnahmen der Früh- und Risikodiagnostik die Grenzen zwischen primärer Prävention, die sich an Gesunde wendet, und sekundärer Prävention, die sich mit Kranken befasst, ins Fließen geraten lassen. Das trägt nicht zur Klarheit bei; und das ist den Autoren des Einleitungskapitels des Handbuchs (Klosterkötter / Maier 2017) durchaus bewusst. Sie sehen dafür vor allem pragmatische Gründe, die mit der Klassifikation im DSM-5 zusammenhängen: Dessen Revisionskommission hatte sich gegen den Vorschlag gesperrt, eine neue Diagnose für jene Menschen zu schaffen, die im Rahmen von Früherkennungsprogrammen als gefährdet erkannt werden. Deshalb finden sie keinen Platz in der sekundären Prävention, obwohl sie nicht recht in den Bereich der primären Prävention passen wollen. Dieses Problem betrifft vor allem die Früh- und Risikodiagnostik bei psychotischen Erkrankungen. Es ist jedoch abzusehen, dass es auch anderswo aktuell werden wird.

Gegenwärtig ist das bereits bei der Früh- und Risikodiagnostik von Demenzerkrankungen der Fall. Es sei an die Polemik von Allen Frances (2013) noch einmal erinnert, der in seinem Buch *Normal – gegen die Inflation psychiatrischer Diagnosen* ein wahres Feuerwerk gegen die vom DSM-5 akzeptierte Diagnose der »beginnenden Demenz (MCD)« gezündet hat. Zur Unterstützung seiner Argumentation bringt er das Beispiel seiner Frau, deren »Schusseligkeit« im Alter keineswegs Symptom einer beginnenden Erkrankung sein könne – obwohl seine Schilderung ihres Zustandes die Diagnosekriterien in besorgniserregender Weise erfüllt (ebd., S. 257–260).

## Ausweitung der medizinischen Zuständigkeit

Auf den ersten Blick scheint sich bei den vorgeschlagenen Präventionskategorien nicht viel verändert zu haben. Auf den zweiten wird allerdings einiges klar: Die neue sogenannte alternative Klassifikation der Prävention beinhaltet eine eindeutige Ausweitung der Zuständigkeit der Medizin, in unserem Fall der klinischen Psychiatrie einschließlich sozialer, sozialtherapeutischer Maßnahmen und Rehabilitation. Das bedeutet auch, dass wir die Vorstellung vergessen müssen, Prävention könne eine Rückeroberung der Bereiche des Normalen gegenüber jenen sein, die als krankhaft und nicht normal gelten.

Das bedeutet nicht, dass Prävention nun etwas Negatives oder gar Verwerfliches wäre, nein, nur sind wir aufgefordert, auf der Hut zu sein, denn das Wort »Prävention« hat doch etwas allzu Verlockendes an sich. Es wäre doch schön, wenn wir Krankheit, auch psychische Krankheit, gänzlich vermeiden könnten. Ja? Leider ist das illusorisch. Was wir können – und tun sollten – ist, alle Mittel, die wir zur Verfügung haben, zur Vorbeugung, zur Behandlung, zur Rehabilitation, zur Stabilisierung und zur Sicherung der Lebensqualität der Patientinnen und Patienten einzusetzen. Dabei müssen wir uns bewusst sein, dass das niemals die Aufgabe der Medizin allein sein kann. Wir sind auf eine positive gesellschaftliche Umgebung und eine konstruktive Gesundheitspolitik ebenso angewiesen wie auf die Unterstützung und Ergänzung der medizinischen Perspektive durch psychologische, soziale und vielfältige andere Ressourcen.

Die historischen Erfahrungen müssen uns allerdings zur Warnung gereichen. Prävention kann sehr unterschiedliche Ziele verfolgen. Spontan denken wir an die großen Erfolge präventiver Maßnahmen durch Impfungen, vor allem Impfungen gegen Kinderkrankheiten, die Millionen Leben retten. Hier dienen die präventiven Maßnahmen zwar auch der Beförderung der Volksgesundheit. Ihr zentrales Ziel allerdings ist es, Menschen vor gefährlichen, teils lebensbedrohlichen Krankheiten zu bewahren. Präventive Maßnahmen können sich gleichwohl in ihren Zielen auch weit vom Wohle des einzelnen Betroffenen entfernen. So war das seit dem ausgehenden 19. Jahrhundert im Gefolge der Degenerationstheorie und in den Zeiten des Nationalsozialismus, in denen die Volksgesundheit ganz im Vordergrund stand und der Einzelne zum Opfer übergeordneter Ziele wurde. Potenziell kranke Kinder sollten gar nicht erst gezeugt werden. Ihre Eltern wurden sterilisiert. Und wenn sie lebten, wurden sie im schlimmsten Fall, wie im »Dritten Reich«, »ausgemerzt«, ermordet. Auch Prävention kann also entarten!

Zu bedenken bleibt darüber hinaus, ob wir nicht aus psychischen Krisen, Störungen und Erkrankungen auch Lebenserfahrung schöpfen oder zumindest eine gewisse Robustheit im Umgang mit Krisen. Gewiss, so manche Krise würden wir uns gerne ersparen, aber die Vorstellung einer völligen Vermeidung psychischer Einbrüche ist nicht nur eine Illusion, sondern würde uns vermutlich großer Entwicklungspotenziale berauben – manchmal uns vielleicht wenigstens Bescheidenheit lehren.

## *Schussbemerkung*

Politik, Öffentlichkeit und Medizin äußern regelmäßig fast euphorische Erwartungen, wenn sie von Prävention reden. In der Psychiatrie ist das nicht anders. In den Sechzigerjahren des vergangenen Jahrhunderts waren die Hoffnungen sozialwissenschaftlich und sozialpolitisch begründet. Die Ideengeber der präventiven Psychiatrie setzten auf die »richtige« Lebensführung und auf die »richtige« Erziehung dazu. Seit den Neunzigerjahren, seit dem damals vom amerikanischen Präsidenten ausgerufenen »Jahrzehnt des Gehirns«, steht die Hoffnung auf bevorstehende Durchbrüche der biologischen, seit der Jahrtausendwende der neurowissenschaftlichen und der molekulargenetischen Forschung ganz im Vordergrund. Die Hoffnungen konzentrieren sich auf die Möglichkeit, die Risiken psychischer Krankheiten im Vorfeld zu entdecken und ihren »Ausbruch« durch sogenannte Frühintervention zu verhindern. Das wäre primäre Prävention. Beispielhaft ist die Forschung zur Früherkennung der Psychosen aus dem schizophrenen Formenkreis. Dort sind seit Beginn der Neunzigerjahre überall in der Welt Frühdiagnostikzentren entstanden, deren Ergebnis und Befunde die fachinterne Diskussion zeitweise beherrschen.

Es geht mir hier nicht um die Frage, wie erfolgreich diese Mühen sind und was sie in Zukunft bringen werden. Die Einwände von Skeptikern und Zweiflern konzentrieren sich vor allem auf die ethische Frage, ob es erlaubt sein darf, »gesunde« Menschen, die durch bestimmte »auffällige« Merkmale ins Blickfeld geraten, aufwendigen medizinisch-psychiatrischen Untersuchungen zu unterziehen, und zwar mit der Frage, ob sie mit *Wahrscheinlichkeit* in Zukunft eine Psychose entwickeln werden. Das gilt umso mehr, als die betroffenen »Nicht-Patienten« in der Regel Jugendliche sind, meist spät- und nachpubertäre junge Männer und Frauen, die sich bekanntlich ohnehin in einem »schwierigen« Alter befinden, also um junge Menschen in einer labilen Phase der Persönlichkeitsentwicklung, die aus der Sicht ihrer Umgebung bekanntlich ohnehin durch mannigfache Auffälligkeiten charakterisiert ist. Sie in dieser Phase mit aufwendigen Untersuchungen zu belasten – und mit dem Wissen, dass sie vielleicht oder wahrscheinlich in näherer Zukunft an einer Schizophrenie erkranken werden, ist zumindest eine Zumutung und könnte sich sogar zu einer sich selbst erfüllenden Prophezeiung werden.

In diesem Kapitel geht es um die Frage, ob Prävention eine Möglichkeit darstellt, einen Teil des Territoriums des Gesunden bzw. Normalen aus dem Bereich einer zweifelhaften Psychiatrisierung zurückzuerobern. Die Antwort lautet klar und eindeutig: Nein! Primäre Prävention, wie sie heute verstanden wird, weitet das Einflussfeld psychiatrischen Denkens und Handelns eindeutig aus. Sie besteht in der Suche nach potenziellen Kranken, *während sie noch gesund sind.* Man kann dies als eine Art Screening betrachten, dessen Gegenstand potenzielle psychische Auffälligkeiten sind. Damit verstärkt die Präventionsbemühung jedoch die vielfältig zu beobachtende gesellschaftliche Tendenz, den Bereich des Normalen zugunsten des Un-Normalen zu schmälern.

# Die Nagelprobe: forensische Psychiatrie

Dieses Buch befasst sich mit unseren (diffusen, unausgesprochenen) Vorstellungen von Normalität und mit Normalitätserwartungen, mit seelischer Gesundheit als Normalität und mit Abweichungen von der Norm. Dennoch stehen in der Hälfte der Kapitel psychische Krankheiten, ihre Diagnostik und die dazugehörenden Klassifikationen im Mittelpunkt. Das hat auch damit zu tun, dass sich Gesundheit und Normalität in diesem Zusammenhang nur durch die Abgrenzung vom »Nichtnormalen« infolge psychischer Erkrankung bestimmen lassen. Diese Dichotomie hat allerdings eine Schwäche. Sie unterstellt, dass psychische Krankheit ein Indikator für mangelnde Normalität darstelle. Die Wirklichkeit ist eine andere. Mehr als neun Zehntel der Menschen, die an psychischen Störungen leiden – wahrscheinlich mehr –, sind in ihrer *Normalität* nicht beeinträchtigt. Sie sind normal. Dennoch ist die Vorstellung, Menschen mit psychischen Krankheiten seien »nicht normal«, weit verbreitet.

Das hat weniger mit der Psychiatrie zu tun als mit dem gesellschaftlichen Irrglauben, der psychisch Kranke sei »geisteskrank«, so die historische Bezeichnung, sei wahnsinnig, sei irre, sei unberechenbar, gar gefährlich. Das sind Mythen, gewiss mit einem Körnchen Wahrheit, aber keinesfalls *die* Wahrheit. Allerdings werden diese Mythen von der öffentlichen Meinung und den Massenmedien immer wieder unterstützt. Und da wir alles, was wir wissen, aus den Massenmedien wissen, so Niklas LUHMANN (1996), ist die Normalitätsdebatte in Verbindung mit psychischen Erkrankungen mit einer riesigen Hypothek belastet. Dabei gibt es nur einen gesellschaftlichen Bereich, in dem die psychiatrische Bewertung von Gesundheit und psychischer Krankheit mit gesellschaftlich vorgegebenen Maßstäben der Normalität gefordert wird. Und das ist die forensische Psychiatrie, die Menschen, die Straftaten begangen haben, auf ihre Normalität hin begutachtet – auf eine Normalität hin, die aus juristischer Sicht durch eine schwere psychische Krankheit infrage gestellt wird. Die forensische Psychiatrie wird damit zu einer Nagelprobe für die Frage, ob und wann psychische Krankheit in relevanter Weise die Normalität eines Menschen beeinträchtigt. Damit werde ich mich im Folgenden auseinandersetzen.

## Die forensische Perspektive als Modell?

Kriminelles Verhalten wird in Abgrenzung von jenem Verhalten, das durch eine psychische Krankheit bestimmt ist, im Grundsatz als »normal« verstanden. Denken wir nur an all die kleinen Betrügereien im Alltag, an Bestechung und Steuerhinterziehung im Millionenrahmen. Dieses Verhalten ist sozial unerwünscht, aber es gilt als »normal«, obwohl es – mal von mehr, mal von weniger krimineller Energie getrieben – von unserem moralischen und bei schwereren Vergehen von unserem Rechtsempfinden abweicht. Das ist kein Widerspruch. Entsprechend wird kriminelles Verhalten wie andere Formen des Abweichens von gesellschaftlichen Normen sanktioniert, und zwar nach »normalpsychologischen« Kriterien.

Das »psychisch kranke Verhalten« hingegen ist in dieser Hinsicht privilegiert und stellt somit eine Ausnahme im Rechtssystem dar: Den Kranken wird zugebilligt, dass sie ihr Verhalten unter Umständen nicht steuern können, dass sie dafür nicht verantwortlich sind. Das gilt allerdings nur, wenn ihre psychische Krankheit so schwerwiegend ist, dass ihnen ein normgerechtes Verhalten im Hinblick auf ihre Straftat »nicht zugemutet« werden kann. Von ihnen wird dann lediglich erwartet, dass sie, so gut es ihnen möglich ist, alles dazu beitragen, ihren Zustand krankheitsbedingten Verhaltens zu überwinden, dass sie sich in Behandlung begeben und aktiv daran mitwirken. Das gilt allerdings nur, wenn das Gericht davon ausgeht, dass aufgrund ihres Leidens in der Zukunft keine schwerwiegende Gefahr mehr von ihnen ausgeht. Wenn das der Fall ist, erfolgt die Einweisung in ein psychiatrisches Krankenhaus auf der Grundlage der Paragrafen 60 oder 61 des Strafgesetzbuches (STGB).

Das Problem der Schuldunfähigkeit bei psychischer Krankheit wird in den Paragrafen 20 und 21 des Strafgesetzbuches geregelt. Im Paragrafen 20 heißt es: »Ohne Schuld handelt, wer bei Begehung der Tat wegen einer krankhaften seelischen Störung, wegen einer tief greifenden Bewusstseinsstörung oder wegen Schwachsinns oder einer schweren seelischen Abartigkeit unfähig ist, das Unrecht der Tat einzusehen oder nach dieser Einsicht zu handeln.«

Ein Straftäter, auf den diese Merkmale zutreffen, gilt für die Justiz und die Öffentlichkeit als nicht »normal«. Die entsprechende Beurteilung kommt aufgrund einer psychiatrischen Begutachtung und Akzeptierung der Schlussfolgerungen aus einem solchen Gutachten durch ein Gericht zustande. Die forensisch-psychiatrische Beurteilung gilt jeweils nur für die infrage stehende Tat und den Zeitpunkt der Tat. Sie sagt nichts über die Situation davor und danach aus. Eine Stellungnahme dazu erfolgt erst, wenn das Gericht eine Prognose erfragt. Erst wenn der Sachverständige den begutachteten Straftäter wegen seiner psychischen Erkrankung mit Wahrscheinlichkeit als gefährlich für andere Menschen erachtet, gilt er generell als »nicht normal«. Solche Prognosen sind, wie die Fachwelt schon immer wusste und die Öffentlichkeit inzwischen gelernt hat, in der Regel vage und unsicher. Deshalb ist eine solche Einordnung ein Problem ersten Ranges.

Auch die Begutachtung selbst führt keineswegs zu exakten, wissenschaftlich begründeten Aussagen. Schon ihr Rahmen ist problematisch. Der Gutachter ist für seinen Befund auf die Angaben des Betroffenen angewiesen, der seine berechtigten Interessen in dieser Situation wahrnimmt. Der Gutachter greift zurück auf die Gerichtsakten, die sich vor der Verhandlung zusammensetzen aus den Aussagen des Angeschuldigten, aus Zeugenaussagen und den Polizeiprotokollen über die Tat. Keine davon kann den Anspruch erheben, etwa »objektiv« zu sein.

Das Dilemma besteht nun darin, dass Gericht und Staatsanwaltschaft vom Sachverständigen eindeutige Befunde und Schlussfolgerungen erwarten, dass der Sachverständige diese aber nur im Ausnahmefall abliefern kann. Im forensisch-psychiatrischen Alltag bleiben auch die Aussagen des Gerichtspsychiaters meist vage und ungenau, manchmal sogar fraglich. Wenn der Gerichtspsychiater das in der Verhandlung vorträgt, ist das kein Zeugnis seiner mangelhaften Qualität. Im Gegenteil: Das Gericht kann nur zu tragfähigen Schlussfolgerungen kommen, wenn der Psychiater seine Unsicherheit einräumt. Scheinbare Sicherheit ist für manches Fehlurteil verantwortlich.

Wichtig ist, dass die Frage nach der Schuldfähigkeit, also letztlich der Normalität, erst im Rahmen einer gerichtlichen Hauptverhandlung beantwortet wird. Das geschieht, nachdem der Sachverständige seine psychiatrische Beurteilung abgegeben hat und die Verteidigung und die Staatsanwaltschaft dazu Stellung genommen und nachgefragt haben. Meistens geschieht das in einer mehr oder weniger kontroversen Auseinandersetzung. Die Schlussfolgerung des Gerichts in Form eines Urteils ist dann das Ergebnis der Würdigung der gegebenenfalls kontroversen Auseinandersetzung zwischen drei Parteien. Mit anderen Worten: Unabhängig von der Beurteilung des Gerichts bleibt die Frage nach der Normalität des Straftäters oft umstritten. Die Antwort ist auch rechtlich nicht abschließend klar, selbst wenn ein Urteil rechtskräftig wird. Dieser Prozess der Aushandlung, ob ein Mensch nun schwer psychisch krank ist oder nicht, letztlich rechtlich als normal einzuschätzen ist oder nicht, ist ritualisiert. Der Strafprozess ist die einzige gesellschaftliche Situation, in der die Beurteilung der Normalität im Streit der Parteien öffentlich ausgetragen wird.

Im Alltag sieht das ganz anders aus, und zwar sowohl unter Fachleuten als auch unter Laien oder in der Öffentlichkeit beziehungsweise in den Medien. Dabei bleibt viel ungesagt und ungeklärt. Im Alltag kann der Beurteilungsprozess nur selten nachvollzogen werden. Allenfalls im engen Bereich der fachpsychiatrischen Untersuchung, die dokumentiert wird, mag das anders sein. Auf jeden Fall kann die forensische Psychiatrie nicht die Nagelprobe für die Beurteilung von psychischer Krankheit und psychischer Gesundheit im Alltag sein, denn sie bleibt im engen Rahmen juristischer Argumentationen.

## »Normale deutsche Männer«

Die meisten Menschen, die Straftaten begehen, sind im landläufigen Sinn normal beziehungsweise gesund. Aber Menschen mit kriminellem Verhalten können selbstverständlich auch psychisch krank sein, ohne dass das ihre Schuldfähigkeit beeinträchtigt. Sie sind dann beides: krank und normal! Diese banale Feststellung wird zum Problem, weil die Gesellschaft die Tendenz hat, unverständliches Handeln im Zusammenhang mit schweren Straftaten als krankes Verhalten einzuordnen. Belegt wird es jeden Tag vor allem in den Lokalteilen größerer Zeitungen (dazu auch: Hoffmann- Richter u. a. 1998).

Bei fast jedem abscheulichen Verbrechen ist die Standardreaktion in Öffentlichkeit und Medien der Aufschrei: »Das ist doch nicht normal!« Insbesondere die Boulevardmedien treiben einen wahren Kult darum. Noch einmal ein Beispiel dazu: Der Aushang der *Bild* für Berlin lautete am 16. Februar 2016 in roten riesigen Buchstaben: »Irrer sticht wahllos auf Frauen ein.« Die Allgemeinheit weigert sich in solchen Fällen oft, gegenteilige Fakten zur Kenntnis zu nehmen. Bei der Hauptverhandlung stellt sich dann meist ein anderes, differenzierteres Bild heraus. Auch scheußliche, im Motiv nicht nachvollziehbare Gewalttaten können von ganz normalen Männern und Frauen begangen werden.

Ungeheuerlichkeiten wie der Massenmord an Juden, Sinti und Roma, Homosexuellen, psychisch Kranken und geistig Behinderten wie im »Dritten Reich« oder an Kriegsgefangenen wie in Srebrenica werden von ganz »normalen« Menschen begangen. In uns sträubt sich alles dagegen, solche Verbrechen als normal anzusehen – mit Recht. Die *Taten* sind nicht normal, dennoch sind die *Täter* es meistens. Wahrscheinlich hängen unsere inneren Widerstände, solche Scheußlichkeiten als Taten normaler Menschen zu betrachten, auch damit zusammen, dass wir die Begriffe von Normalität und Gesundheit als austauschbar verwenden. Das sind sie aber nur im »normalen« Alltag, denn die Verantwortlichen für solche Ungeheuerlichkeiten mögen in dem Sinne normal sein, dass sie nicht psychisch krank sind, aber selbstverständlich weichen sie in dramatischer Weise von dem ab, was man üblicherweise noch als normal betrachtet.

Das gilt übrigens auch für jene Täter, die im jeweiligen »Alltag« ihre Mitmenschen massakrieren und drangsalieren. Damit sind wir wieder bei der forensisch-psychiatrischen Begutachtung. Wenn Zweifel an der psychischen Gesundheit von Straftätern bestehen mögen, so ist es die Aufgabe der rechtsstaatlichen Justiz, das abklären zu lassen. Das geschieht heute bei fast jedem Verbrechen gegen »Leib und Leben«. Natürlich ist die forensische Psychiatrie, wie bereits betont, keine »exakte« Wissenschaft. Die psychiatrische Beurteilung wird noch dadurch erschwert, dass die Begutachtung im Vorfeld einer Gerichtsverhandlung durchgeführt wird – zu einem Zeitpunkt also, an dem der Tatablauf und die Tatumstände nicht eindeutig feststehen. Manchmal erfolgen Begutachtungen sogar, wenn nicht einmal feststeht, *ob* der Angeschuldigte wirklich der Täter ist. Und selbst wenn die Tatsachen feststehen, vollzieht sich die Beurteilung innerhalb eines breiten Ermessensspielraums. Eindeutige Befunde sind nur dann möglich, wenn wirklich schwere psychische Erkrankungen vorliegen (etwa Psychosen jeder Art oder schwere psychoorganische Schädigungen).

Im Grunde führt uns die forensische Psychiatrie an konkreten Beispielen vor, wie schwierig die Abgrenzung zwischen psychischer Krankheit und seelischer Gesundheit sein kann und damit auch die Abgrenzung zwischen psychisch normalem und psychisch krankem Verhalten. Was das weiter oben bereits zitierte englische Mind-Manifest Ende der Sechzigerjahre festgestellt hatte, gilt in der Gegenwart umso mehr: dass es nämlich keine klaren Grenzen zwischen psychischer Gesundheit und Krankheit gibt, dass es ein weites Feld der Übergänge zwischen beiden gibt, gleichsam einen Zwischenraum, in dem die Unsicherheiten und Unklarheiten größer sind als die Klarheit und Sicherheit. In der forensischen Psychiatrie sind die Kriterien der Unterscheidung härter: Es geht um die Begutachtung von Schuldfähigkeit, nicht vorrangig um die Diagnose einer Krankheit. Vielleicht gerade deswegen hält sie uns einen Spiegel vor, denn sie wirft einmal mehr die Fragen auf: Was ist normal? Was ist gesund, noch gesund. Was ist krank, schon krank?

## Grenzsetzungen

Wie realistisch sind Abgrenzungen zwischen Gesundheit und Krankheit im Lichte der epidemiologischen Realität?

Diese Frage beschäftigt uns im Alltag ununterbrochen, ohne dass wir uns dessen bewusst sind. Die von der Epidemiologie demonstrierte Häufigkeit psychischer Störungen im Alltag macht uns letzten Endes hilflos. Wenn es so ist, dass psychische Störungen in jedem Jahr zwischen 30 und 40 Prozent der Bevölkerung treffen, scheint eine rigorose Abgrenzung sinnlos zu sein. Auf jeden Fall ist es unter dem Aspekt sinnlos, psychische Krankheit und Gesundheit als Maßstäbe für die Normalität zu nutzen.

Die modernen Klassifikationssysteme sind für eine Abgrenzung zwischen Gesundheit und Krankheit nutzlos. Sie täuschen eine

Scheingenauigkeit der Einordnung von angeblichen und tatsächlichen psychischen Störungen vor und werden dadurch zu Mitteln der Täuschung und Selbsttäuschung zugleich. Ich halte es für unwahrscheinlich, dass man auch nur einen einzigen Menschen findet, für den man unter den fast vierhundert DSM-Diagnosen keine für ihn passende finden würde. Somit sind sie vorrangig Abrechnungsziffern im System der Krankenkassen.

Nachdem eine gut abgesicherte dänische epidemiologische Studie von PEDERSEN und Kollegen (2014) auf der Grundlage des dänischen Fallregisters psychischer Erkrankungen auf eine Lebenszeithäufigkeit behandelter psychischer Krankheiten von 35 Prozent der Bevölkerung kommt, drängt sich als Erstes die Frage auf, wie viele weitere es denn wohl geben mag, die im Laufe ihres Lebens zusätzlich an *unbehandelten* psychischen Krankheiten leiden? Sind es 10 Prozent? Sind es 20 Prozent? Oder noch mehr? Auf jeden Fall zeigt die Studie einen systembedingten Fehler: Die Lebenszeithäufigkeit von Demenzerkrankungen wird mit etwa 10,5 Prozent sicherlich zu niedrig angesetzt, denn ein Mensch muss nur alt genug werden, dann wird er auch Demenzsymptome entwickeln.

Fragt man nach der Häufigkeit psychischer Störungen zu einem gegebenen Zeitpunkt (Punktprävalenz), dann kommt man auf eine vergleichbare Größenordnung. Eine Analyse der Daten des letzten deutschen Gesundheitssurveys von JACOBI und Kollegen (2014) ermittelte, wie bereits erwähnt, für 2013 eine Häufigkeit von 27,7 Prozent. Allerdings sind dabei Demenzerkrankungen ausgeschlossen worden. Die Daten dieser Untersuchung wurden durch strukturierte Befragung gewonnen. Sie erfassen also zusätzlich Menschen mit unbehandelten Krankheiten. Auch bei diesen Zahlen sind Unsicherheitsfaktoren zu bedenken, vor allem der subjektive Faktor, der die Tendenz begünstigt, eine etwaige psychische Störung zu leugnen. Wir können deshalb getrost davon ausgehen, dass auch hier die realen Daten höher liegen.

Wenn Lebenszeithäufigkeit (Inzidenz) und Jahreshäufigkeit (Prävalenz) jeweils ein Drittel der Bevölkerung betreffen und zudem damit zu rechnen ist, dass es eine große Zahl psychischer Störungen gibt, die von den Betroffenen erlebt, aber nicht problematisiert werden, die sich also unterhalb der diagnostischen Schwelle bewegen, so stellt sich die Frage, ob der Begriff der Normalität, auf jeden Fall aber das Etikett »Unnormalität« für Menschen mit psychischen Störungen überhaupt noch angemessen ist. Hinzu kommt, dass psychische Störungen entgegen einem verbreiteten Vorurteil ja keine stabilen Zustände sind. Sie verlaufen episodisch oder phasisch. Sie heilen aus; sie kommen wieder. Und sie sind während des Krankheitsverlaufs mal mehr, mal weniger ausgeprägt. Die Beeinträchtigung des Verhaltens und des Erlebens durch diese Störungen ist ebenso wechselhaft. Die Betroffenen verhalten sich auch in Krankheitszeiten in soziologischem Sinne überwiegend »normal« oder doch zumindest so, dass die Grenzen der Normalität nicht verletzt oder gar überschritten werden.

Das alles mag verwirrend erscheinen. Und das ist es wohl auch. Diese Unübersichtlichkeit lässt sich am ehesten überwinden, wenn wir uns deutlich machen, dass wir in unserem Alltag die Begriffe von Krankheit und Gesundheit, aber auch von Normalität und Unnormalität recht »großzügig«, also ungenau, verwenden. Wenn wir von »krank« und »gesund« sprechen, unterscheiden wir in der Regel nicht zwischen dem metaphorischen und dem klinischen Gebrauch dieser Begriffe – wahrscheinlich ist der metaphorische sogar der häufigere. Und wenn wir von »normal« und »unnormal« sprechen, beschreiben wir damit das Verhalten, das wir zwar infrage stellen wollen, aber nicht unbedingt im diagnostischen Verständnis zu etikettieren versuchen. Wir sollten uns deshalb bewusst sein, dass wir eine Grenze überschreiten, wenn wir mit der Zuschreibung »krank« oder »unnormal« einen Zustand (oder ein Verhalten) meinen, der (oder das) uns als nicht mehr tolerierbar erscheint. Dann greifen soziale Sanktionen. Irgendwann stellt sich dann die Frage, ob unsere normalpsychologische Interpretation solchen Verhaltens noch angemessen ist oder ob nicht auch eine psychische Störung vorliegen könnte.

## *Schussbemerkung*

Kann die forensische Begutachtung wirklich eine Nagelprobe für den Umgang der Psychiatrie mit dem Normalen sein? Einerseits ist die Präsentation eines psychiatrischen Gutachtens vor Gericht die einzige gesellschaftliche Situation, in der Fachkompetenz von psychiatrischer Seite eingebracht wird und von Betroffenen sowie Vertretern der Öffentlichkeit – Richter, Staatsanwalt, Verteidiger – geprüft wird. Andererseits ist die Situation, in der das geschieht, angespannt. Sie ist ein Forum für den Widerstreit der Interessen: Der betroffene Begutachtete hat ein Interesse daran, vom Gericht als »normal« oder als nicht normal, also als so schwer psychisch krank angesehen zu werden, dass das Gericht zu dem Ergebnis kommt, dass er nicht schuldfähig ist – dass es ihm aufgrund seiner Krankheit nicht zugemutet werden kann, so zu handeln wie der »normale« Bürger. Dann wird er möglicherweise von Schuld freigesprochen, allerdings zu dem Preis, dass ihm gegebenenfalls eine längerzeitige Unterbringung in einer psychiatrischen Einrichtung droht. Staatsanwalt und Verteidiger haben ein Interesse daran, den Fall zu gewinnen, obwohl das nach deutschem Recht eigentlich nicht so sein sollte. Der Richter muss sich auf der Grundlage des Gutachtens und der Abwägung der Argumente von Staatsanwaltschaft und Verteidigung ein eigenständiges Urteil bilden. Mit anderen Worten: Die Entscheidung über »normal versus nicht normal« beziehungsweise über »krank versus nicht krank« wird in einem künstlich stark ritualisierten Prozess herbeigeführt.

Allerdings hat dieser Prozess doch gewisse Ähnlichkeiten mit dem, was im Alltag geschieht, wenn Menschen sich »auffällig« verhalten. Im Alltag kommt das Urteil des Psychiaters ganz am Schluss – aber doch wie vor Gericht am Ende eines Prozesses. Die Entscheidung darüber, ob jemand normal oder ob er psychisch krank ist, wird in der sozialen Umgebung des potenziell Kranken getroffen, lange bevor eine Fachperson ins Spiel kommt. Meist sind es die Angehörigen, die nach langem Zögern an der psychischen Gesundheit eines Familienmitglieds zweifeln. Sie sind es, die den Betroffenen auffordern, doch mal einen Arzt oder einen Psychologen aufzusuchen. Nur wenn sie sich gar nicht mehr zu helfen wissen, suchen sie sich außerhalb der Familie Hilfe. Bei dramatischen Zuspitzungen des sogenannten abnormen Verhaltens, etwa bei aggressiven Gesten in der Öffentlichkeit, greifen staatliche Gesundheitsdienste oder die Polizei ein.

Welcher der beiden Prozesse anfälliger für Irrtümer ist, das sei dahingestellt. In beiden Fällen ist er mehrstufig und dauert seine Zeit. Angesichts der kaum bestrittenen Tatsache, dass es einen fließenden Übergang zwischen seelischer Gesundheit und psychischer Krankheit gibt, sind eindeutige Abgrenzungen vor allem im Bereich leichterer und mittelschwerer Störungen der Gesundheit kaum möglich. Anders ist es in den Grenzbereichen: Bei Befindlichkeitsstörungen besteht die Tendenz, die Träger im Zweifelsfall als gesund und natürlich als normal einzustufen. Bei schweren psychischen Krankheiten hingegen sind die Störungen des Verhaltens und des Erlebens so eindeutig, dass hier die Neigung besteht, im Zweifel die vorliegenden Befunde als Zeichen von Krankheit und, je nach Verhalten, als Störung der Normalität zu interpretieren.

Die neuen Klassifikationssysteme wie ICD-10 und DSM-5 haben daran nichts geändert. Sie täuschen größere Genauigkeit nur vor. In Wirklichkeit führt die Kategorisierung von scheinbaren Krankheitszeichen nicht zu sicheren Befunden, denn sie stützt sich vor allem auf subjektive Beobachtungen von Symptomen durch die Untersucher und auf subjektive Angaben der Patienten über ihr eigenes Erleben.

## Das Normale ist das Normale – Schlussfolgerungen

Das Normale ist das Normale. Das ist die zentrale These dieses Buches. Ich habe sie vor allem am Beispiel der Psychiatrie und des psychiatrischen Denkens entwickelt. Sie gilt aber nach meiner Überzeugung für alle gesellschaftlichen Bereiche. Ich weiß, das Bild, das sich uns präsentiert, ist ein anderes. Wir alle tragen – versteckt oder offen – ein Bedürfnis nach Bildern vom Nichtnormalen mit uns herum. Das Normale ist einfach langweilig. Wir wollen uns aber nicht langweilen und freuen uns, wenn wir nicht gelangweilt werden. Die Menschen haben schon immer bevorzugt Unglücksnachrichten ausgetauscht. Im Alltag vor allem beim Klatsch. Schon Goethe wusste das. So heißt es im Faust:

»Nichts Bessers weiß ich mir an Sonn- und Feiertagen
Als ein Gespräch von Krieg und Kriegsgeschrei,
Wenn hinten, weit, in der Türkei,
Die Völker aufeinander schlagen.
Man steht am Fenster, trinkt sein Gläschen aus
Und sieht den Fluß hinab die bunten Schiffe gleiten;
Dann kehrt man abends froh nach Haus,
Und segnet Fried und Friedenszeiten.
Herr Nachbar, ja! So lass ich's auch geschehn:
Sie mögen sich die Köpfe spalten,
Mag alles durcheinander gehn;
Doch nur zu Hause bleib's beim alten.«

In früheren Zeiten war der zentrale Umschlagplatz für solche Neuigkeiten der Dorfbrunnen. Heute ist es die *Bild*, sind es die Massenmedien. Ich möchte den Satz noch einmal anführen: »Was wir über unsere Gesellschaft, ja über die Welt, in der wir leben, wissen, wissen wir durch die Medien« (LUHMANN 1996, S. 9). Aber wie gehen wir damit um?

Rainer ERLINGER (2017) schreibt dazu im Magazin der *Süddeutschen Zeitung*: »Der Medienethiker Rüdiger Funiok betont, dass auch der Nutzer verantwortlich mit den Medien umgehen und Medienkompetenz entwickeln muss. Dazu gehört es laut Funiok, die Wirkungen der Medien auf die eigenen Emotionen, Vorstellungen und Verhaltensmuster und die anderer wahrzunehmen. Das auch deshalb, weil wir allen Medienangeboten eigene, subjektive Bedeutungen geben. Notwendig ist also, sich bewusst zu machen, dass das, was man in den Nachrichten sieht, nicht eine Abendunterhaltung mit leichtem Schaudereffekt darstellt, sondern dass es um echte Schicksale von Menschen geht. Es geht in erster Linie um dieses Bewusstsein; wenn man sich das erhält und damit auch der Abstumpfung durch die Bilder und Meldungen entgegenwirkt, kann man meines Erachtens auch nebenher etwas trinken und essen und es sich sogar gemütlich machen.«

Das ist gewiss gut gemeint. Aber die Wirklichkeit sieht anders aus. Das Nichtnormale ist offenbar ein Objekt der Faszination. Auf jeden Fall hat es einen Haloeffekt, sodass es größer und wichtiger erscheint, als es in Wirklichkeit ist. Das hat den Nebeneffekt, dass es deshalb als größer und wichtiger wahrgenommen wird. Das gilt für alle gesellschaftlichen Bereiche.

Es gilt aber besonders für die Medizin und die Psychiatrie. Das hängt damit zusammen, dass der Gegenstand dieser beiden Bereiche im landläufigen Sinne das »Nichtnormale« ist. Wenn wir akzeptieren, dass Gesundheit überlicherweise für das Normale steht und Krankheit für das Nichtnormale, dann müssen wir auch akzeptieren, dass in beiden Bereichen eine große Neigung besteht, eigene Interessen und Sichtweisen besonders wichtig zu nehmen und ihnen eine große Bedeutung zuzuschreiben. Im Laufe der letzten Jahrzehnte ist das Gesundheitswesen, das eigentlich »Krankheitswesen« heißen müsste, zu einem zentralen gesellschaftlichen und wirtschaftlichen Faktor geworden. Es erwirtschaftet weltweit Billionenumsätze, die riesige Gewinne für alle gewinnorientierten Beteiligten generieren – mit einer Ausnahme: die Kranken, die diese Gewinne direkt oder indirekt finanzieren müssen.

Die Logik dieser Verhältnisse ist die, die Gewinne dadurch zu steigern, dass möglichst viele Kranke beziehungsweise als krank bezeichnete Menschen behandelt werden. Das bekannteste Beispiel dafür ist der erhöhte Blutdruck. Die American Heart Association hat durchgesetzt, dass der Normalwert auf 120:80 festgelegt wird, während die entsprechende europäische Gesellschaft von einem Normalwert von 140 zu 90 ausgeht. Dieser Unterschied bedeutet, dass in den USA viele Millionen Menschen zu Hochdruckkranken gemacht werden, die in Europa als gesund gelten würden. Grenzwerte mit ähnlichen Konsequenzen gibt es übrigens etwa für Cholesterin und für Blutfette. Aber wir müssen uns bewusst sein, dass die gesamte Labormedizin mit Grenzwerten arbeitet, die einer kritischen Beobachtung bedürfen – und diese Werte müssen immer wieder nach oben oder nach unten korrigiert werden. Auf diese Weise werden Kranke und Gesunde mit normalen und nicht normalen Werten erst durch eine Festsetzung *geschaffen*. Das ist vermutlich meist berechtigt, aber gewiss nicht immer. In jedem Fall sind erhöhter Blutdruck und erhöhte Blutfette die umsatzträchtigsten »nicht normalen« Messwerte in der Medizin.

## »Rasanter Anstieg« psychischer Krankheiten

Die Generierung möglichst vieler Kranker ist kein Privileg der allgemeinen Medizin. Auch in der Psychiatrie wird vonseiten interessierter Kreise immer wieder eine Zunahme psychischer Krankheiten behauptet. Am häufigsten sind es Pharmafirmen, Krankenversicherungen und Sozialversicherungen, die regelmäßig Alarmmeldungen veröffentlichen. Aber auch Interessenvertreter bestimmter Gruppen von Kranken sind daran beteiligt. Am auffälligsten waren im letzten Jahrzehnt die Vertreter von Menschen mit bipolaren Störungen. Diese Diagnose hat im Gefolge des DSM-IV tatsächlich drastisch zugenommen. Das hängt aber nicht damit zusammen, dass die entsprechenden Störungen häufiger geworden waren, sondern die Betreffenden erfüllten lediglich häufiger die aufgeweichten Diagnosekriterien für die Bipolarität, während sie vorher anders eingeordnet wurden. Das hat, wie gesagt, dazu geführt, dass Klaus Dörner, nachdem er die entsprechenden Meldungen aus Tageszeitungen ein Jahr lang gesammelt hatte, zu dem Ergebnis kam, dass jeder Deutsche an 2,6 psychischen Krankheiten leiden müsste.

Ein Beispiel aus jüngster Zeit (15. September 2017) habe ich dem Berliner *Tagesspiegel* entnommen. Unter der Überschrift »Rasanter Anstieg psychischer Erkrankungen« heißt es dort:

> »Ob psychische Krankheiten oder Lebenskrisen: Die Zahl der Krankschreibungen durch psychische Belastungen steigt rasant an. Einer neuen Umfrage zufolge, die die AOK am Donnerstag in Berlin vorstellte, erfuhr bereits jeder zweite Beschäftigte ein kritisches Lebensereignis. Über die Hälfte von ihnen (53,4 %) fühlten sich dadurch in ihrer beruflichen Leistungsfähigkeit eingeschränkt. Ein Drittel (34,1 %) meldete sich häufiger krank. Auch die Zahl der Fehltage durch psychische Krankheiten wächst kontinuierlich. In den vergangenen zehn Jahren stieg sie den Angaben zufolge um 73,9 %, jede Krankschreibung bei einer psychischen Krankheit dauerte im Schnitt 25,7 Tage.«

Es mag wohl sein, dass die Krankschreibungen, die wegen angeblicher oder tatsächlicher psychischer Krankheit erfolgten, zugenommen haben. Dafür könnte es allerdings vielfache Erklärungen geben:

Es könnte sein, dass Ärzte heute psychische Störungen ernster nehmen, als das früher der Fall gewesen ist. Es könnte aber auch sein, dass Kranke sich heute eher als früher wegen psychischer Störungen in Behandlung begeben. Es könnte ebenfalls sein, dass sie in ihren Betrieben aus irgendwelchen Gründen überfordert sind und den Weg in die Krankschreibung suchen, weil sie sich anders nicht zu helfen wissen – die Konstruktion der Zunahme psychischer Krankheiten durch die Aneinanderreihung von Schlagworten macht die These des Beitrags übrigens nicht glaubwürdiger. Über die tatsächliche Häufigkeit psychischer Erkrankungen sagt der Bericht auf jeden Fall nichts aus. Für mich ist er ein Beispiel für die Konstruktion von Nichtnormalität durch einen Kostenträger als Interessenvertreter.

## Das Diagnosendilemma

### Inflation der Diagnosen

Als größter Übeltäter im Kampf gegen die Normalität gilt die Vermehrung der psychiatrischen Diagnosen während der letzten Jahrzehnte. Es ist aber ein Fehlschluss, zu glauben, die Vermehrung der Diagnosen müsse zwangsläufig zu einer Zunahme des Gesamtvolumens der diagnostizierten Krankheiten führen. Die vermehrten Diagnosen sollen vielmehr durch Differenzierung eine größere Genauigkeit der Diagnostik zur Folge haben. Zweifel daran sind erlaubt. Angesichts der problematischen Abgrenzungen zahlreicher psychischer Krankheiten gegeneinander ist die Vorstellung vermessen, man könne rund vierhundert verschiedene psychische Störungen auch nur halbwegs genau voneinander abgrenzen. Tatsächlich hat diese Differenzierung schon mit dem DSM-IV dazu geführt, dass seither kaum mehr ein psychiatrischer Patient eine Klinik mit nur einer Diagnose entlässt. Meist sind es drei oder vier, die sich teilweise auch von Klinikaufenthalt zu Klinikaufenthalt ändern! Mit anderen Worten: Die Diagnosen werden durch die neuen Systeme mit einer gewissen Beliebigkeit ausgestattet. Aus der Sicht vieler Kritiker, zu denen auch ich gehöre, ist das ein unhaltbarer Zustand.

### Diagnosekriterien

Das eigentliche Problem sind aber nicht die Diagnosen selbst, sondern die Diagnose*kriterien*, die in den Klassifikationssystemen für die Feststellung einer Krankheit gefordert werden. Tatsächlich spricht man im psychiatrischen Jargon seither auch nicht mehr davon, dass ein Patient unter einer bestimmten Krankheit »leide«, sondern dass er die Kriterien einer Störung beziehungsweise Krankheit »erfülle«.

Die Krux besteht nun darin, dass die meisten Kranken die Kriterien für mehrere Erkrankungen erfüllen. Wer zum Beispiel unter einer schizophrenen Psychose leidet, kann auch die Diagnosekriterien einer Depression oder einer Persönlichkeitsstörung – oder beider – erfüllen. Dazu kommt, dass die Kriterien für bestimmte Diagnosen aufgeweicht werden. In der vorletzten Version des DSM waren es außer der Bipolaren Störung die Aufmerksamkeitsdefizit-Hyperaktivitätsstörung (ADHS). Offenbar wird von solchen Ausweitungen in unterschiedlicher Weise Gebrauch gemacht. Die Diagnose einer ADHS beispielsweise wird in Würzburg 17-mal häufiger gestellt als in Flensburg.

### Modediagnosen

Schließlich gibt es Modediagnosen. Dazu gehören, vermutlich zum Teil wegen der weicheren Kriterien, das ADHS bei Kindern, das Posttraumatische Stresssyndrom, die Bipolare Störung, die Borderlinestörung und das Burn-out-Syndrom, das von keinem der Klassifikationssysteme anerkannt, aber trotzdem bei Ärzten und in der Bevölkerung weit verbreitet ist. Das Burn-out-Syndrom ist ein gutes Beispiel dafür, wie eine Diagnose von den Betroffenen und der Öffentlichkeit gegen die Fachwelt durchgesetzt werden kann. Es bleibt abzuwarten, ob es irgendwann Eingang in die offiziellen Klassifikationssysteme findet.

Ob sich hinter Diagnosen wie ADHS, Borderline oder Burn-out und anderen tatsächlich eine veränderte gesellschaftliche und kulturelle Belastung verbirgt, ist gut möglich, muss aber (fachlich) sehr kritisch geprüft werden, bevor man diese Auffassung großzügig verbreitet.

### Interessengeleitete Diagnostik

Dazu kommen die hochgradig interessengeleiteten Diagnosen. Ich will nur zwei davon noch mal nennen: Die wichtigsten sind die Diagnosen des Antisozialen Trotzverhaltens bei Kindern sowie das Prämenstruelle Syndrom (PMS). Beide wurden eingeführt, um Abrechnungsmöglichkeiten für Psychiater zu schaffen. Ohne Zweifel gibt es viele Kinder, die die Merkmale der entsprechenden »Störung« aufweisen, aber diese Merkmale sind überwiegend »Symptome«, die sich zeitweise bei fast allen gesunden – bei allen normalen – Kindern finden lassen. Aber Kinder- und Jugendpsychiater können nicht davon leben, dass sie bei einem großen Teil ihrer Patienten die Diagnose einer normalen Entwicklung stellen. Wenn keine Krankheit vorliegt, kann bei Versicherungen eben nur unter Schwierigkeiten abgerechnet werden.

Dass das PMS so gravierend sein kann, dass es behandlungsbedürftig ist, ist selbstverständlich, aber bislang gehörte es ausschließlich in die Zuständigkeit der Gynäkologie. Mit der Klassifikation im DSM wird die Psychiatrie als ebenfalls zuständig erklärt. Damit kann auch der Psychiater die entsprechende Behandlung abrechnen. Allerdings wird die Störung dadurch zu einer psychischen Krankheit, was nicht ohne Konsequenzen bleiben kann. Die auffälligste: Für beide Störungen wurden bald danach Medikamente zugelassen, die aus meiner Sicht problematisch sind. Bei den betroffenen Kindern vermehrte sich die Verordnung von Neuroleptika-Medikamenten, die normalerweise bei psychotischen Störungen eingesetzt werden – um mehr als das Dreißigfache!

### Krankheit oder Störung der Befindlichkeit?

Die aktuellen Diagnosesysteme unterscheiden nicht zwischen leichter und schwerer Krankheit, letzten Endes nicht zwischen Krankheit und Störung der Befindlichkeit. Aber je mehr Menschen, die nach ihrem eigenen Empfinden lediglich in ihrem Wohlbefinden beeinträchtigt sind, als krank klassifiziert werden, desto größer wird scheinbar die Anzahl der Kranken. Diese mangelnde Unterscheidung ist der häufigste Grund dafür, dass Krankenversicherungen über eine »rasante« Vermehrung von psychischen Krankheiten berichten.

Dabei sind sicher 90 Prozent der Episoden von psychischen Störungen leichte Erkrankungen und Störungen der Befindlichkeit, die von den Betroffenen individuell allerdings sehr unterschiedlich erlebt werden. Die einen reagieren lakonisch und meinen, das gehöre nun mal zum Leben, und warten ab, bis sie wieder abklingen. Die anderen haben ausgeprägte Krankheitsgefühle und suchen ihren Arzt auf.

### Häufigere psychiatrische Behandlung

Es ist noch nicht lange her, dass Menschen mit psychischen Beschwerden dazu neigten, diese zu bagatellisieren. Sie wehrten sich mit Händen und Füßen gegen einen Besuch beim Arzt, gar beim Psychiater oder beim Psychologen, weil sie mit einem gewissen Recht die Konsequenzen fürchteten. Sie nahmen ihr Leiden lieber in Kauf, als dass sie sich als psychisch krank abstempeln ließen. Das hat sich glücklicherweise in den letzten Jahrzehnten gebessert. Auch die vermehrte Inanspruchnahme psychiatrischer Hilfe wird in Statistiken und Berichten an die Öffentlichkeit häufig als Vermehrung der Krankheiten selbst missverstanden.

### Interessengeleitete Informationen

Es gibt zahlreiche Organisationen und Institutionen, die aus unterschiedlichen Interessen die Zahl der von psychischer Erkrankung Betroffenen hochrechnen. Bei gemeinnützigen Interessenvertretungen von Betroffenen besteht die Neigung, die Zahlen möglichst hochzurechnen, um die eigene Wichtigkeit zu betonen und eventuelle Fördergelder zu kassieren. Ähnliches gilt bei Ärzteverbänden und Organisationen, die ihre Wichtigkeit betonen, um mehr Nachwuchs zu gewinnen oder höhere Honorare auszuhandeln.

Die Pharmaindustrie schließlich macht deutlich, dass es wichtig ist, möglichst viele Medikamente an möglichst viele Betroffene abzugeben. Ich habe oben bereits darauf hingewiesen, dass es hier nicht bei der Werbung bleibt, sondern dass auch Kriterien für das Vorliegen von Krankheiten verändert und ausgeweitet werden, um den Kreis der potenziellen Abnehmer möglichst groß zu halten. Das gilt, wie erwähnt, bei der Verschiebung der Blutdruckmesswerte ebenso wie bei den Blutfettwerten und dem Cholesterin.

### Gebührenordnungen

Gebührenordnungen haben zu allen Zeiten Auswirkungen auf das System der Versorgung von Kranken und Gesunden gehabt. In vergangenen Zeiten, als die Ärzte Pauschalen für ihre Patienten erhielten, sammelten sie möglichst viele Krankenscheine, um auf ihre Kosten zu kommen. Als dann Einzelleistungen honoriert wurden, explodierten die Mengen bestimmter Leistungen. Das galt beispielsweise für die Laborleistungen und für den Einsatz von Apparaten wie Röntgengeräte, EEG, CT und MRT. Das hatte eine an sich vorhersehbare Kostenexplosion zur Folge.

Nicht beliebig zu vermehren war der Zeitaufwand für die Patienten in Form von Gesprächen und psychologischer Unterstützung, die zudem noch beschämend niedrig honoriert wurden und werden – angeblich deshalb, weil man solche Leistungen ja nicht kontrollieren könne.

### Krankheitsvermehrung durch Alarmismus und Scheinsensationen

Der Aspekt der Krankheitsvermehrung durch Alarmismus und Scheinsensationen betrifft vor allen Dingen die Medien, und zwar aller Art, die mit ihrer Berichterstattung das Interesse ihrer Klientel erreichen müssen. Und das geht, wie oben schon angeführt, am besten durch Meldungen, die Alarm auslösen und Ängste schüren. Besonders oft geschieht das gegenwärtig im Zusammenhang mit Demenzerkrankungen, wo die Zahl der Kranken bis 2030 oder 2050 so hochgerechnet wird, dass man in der Tat Angst haben muss, dass die Gemeinschaft der Gesunden weder die Pflege für diese Kranken leisten noch die Kosten dafür aufbringen kann. Nun heißt es prompt, die Demenz sei die »Angstkrankheit Nummer eins« in Deutschland, berichtete kürzlich etwa die *Bild* – und es gehört keine prophetische Fähigkeit dazu, dass sie das in mehr oder weniger kurzen Abständen immer wieder tun wird.

## Das Normale ist das Normale

Die letzten Absätze haben noch einmal deutlich gemacht, dass Ärzte (und klinische Psychologen) Experten für das Kranke und damit für das landläufig »Nichtnormale«, für das persönliche Leiden sind. So paradox das auch erscheinen mag, sie sind keine Experten für Gesundheit. Von Gesundheit haben sie leider oft keine Ahnung; das Normale interessiert sie nicht oder nur am Rande. Wenn man die Medizin einschließlich der Psychiatrie von außen betrachtet, ist das das Bild, das man wahrnimmt: eine Anhäufung von Krankhaftem und Abweichungen von der gesundheitlichen oder der Verhaltensnormalität. Wenn man Ärzte allerdings befragt, ergibt sich vermutlich ein anderes Bild: Sie werden mit großer Wahrscheinlichkeit darauf bestehen, dass Krankheit etwas Normales ist. Und sie würden es weit von sich weisen, ihre Patienten als nicht normal zu bezeichnen. Das gilt auch für die Psychiater und die psychiatrischen Berufe insgesamt.

Die ersten Kapitel dieses Buches haben gezeigt, dass »normal« und »nicht normal« Allerweltsbegriffe sind, Begriffe, deren Inhalte nicht wirklich greifbar sind. Nichtsdestotrotz befinden sie sich in aller Munde. Und sie werden in allen Lebensbereichen angewendet, besonders aber in Medizin und Psychiatrie, die uns hier besonders beschäftigt haben. Normalität ist meist lediglich eine Angelegenheit der Perspektive. Das Normale und das Nichtnormale lassen sich nicht an Inhalten, zumal nicht an definierten Inhalten festmachen. Aber sie eignen sich hervorragend zum Abstempeln von Situationen und Personen – und vor allem zum Festzurren von Vorurteilen.

# Literatur

American Psychiatric Association (Hg.) (div.): DSM II–5. Arlington.

AMDP (Hg.) (2015): Das AMDP-System – Manual zur Dokumentation psychiatrischer Befunde. Göttingen.

Browning, C. P. (1993): Ganz normale Männer. Das Reserve-Polizeibataillon 101 und die »Endlösung« in Polen. Reinbek.

Caplan, G. (1964): Principles of preventive. New York.

Cooper, J. E.; Kendall, B. J. u.a. (1972): Psychiatric diagnosis in New York and London. Oxford.

Erlinger, R. (2011): Die Gewissensfrage. In: *Süddeutsche Zeitung/Magazin,* H. 21 (26. Mai 2011).

Finzen, A. (1973): Anti-Psychiatrie, Sozialpsychiatrie, Sozialpsychiatrie. Antrittsvorlesung in Tübingen.

Finzen, A. (1994): Schizophrenie – die Krankheit verstehen. Bonn.

Finzen, A. (2013): Stigma psychische Krankheit. Zum Umgang mit Vorurteilen, Schuldzuweisungen und Diskriminierungen. Köln.

Finzen, A. (2014): Goffmans *Verrücktheit des Platzes* wiedergelesen. In: *Sozialpschiatrische Informationen,* 44, S. 40–45.

Finzen, A.; Hoffmann-Richter, U. (2002): Schöne neue Diagnosen Welt. Psychiatrische Diagnostik im Zeichen von ICD zehn und DSM-IV. In: *Soziale Psychiatrie,* 1, S. 4–8.

Fischer-Dückelmann, A. (1901/1979): Die Frau als Hausärztin. Diverse Verlage.

Frances, A. (2013): Normal. Gegen die Inflation psychiatrischer Diagnosen. Köln.

Goffman, E. (1963/1974): Die Verrücktheit des Platzes. Anhang zu *Das Individuum im öffentlichen Austausch.* Frankfurt/M., S. 434–503.

Häfner, H.; Cesarino, C.; Cesarino-Kranitz, M. (1967): Konstanz und Variabilität klinisch psychiatrischer Diagnosen über sechs Jahrzehnte. In: *Social Psychiatry,* 2, S. 14 – 18.

Heinz, A. (2017): Psychische Gesundheit. Begriffe und Konzepte. Stuttgart.

Heinz, A. (2014): Der Begriff der psychischen Krankheit. Frankfurt / M.

Hillmann, K.-H. (1994): Wörterbuch der Soziologie. Stuttgart.

Hoffmann-Richter, U. (2000): Psychiatrie in der Zeitung. Urteile und Vorurteile. Bonn.

Hoffmann-Richter, U.; Alder, B.; Finzen, A. (1998): »Vermischte Meldungen«. Ein kriminogenes Leiden: die Schizophrenie im Lokalteil der NZZ. In: *Krankenhauspsychiatrie,* 9, S. 110 – 115.

Hofstätter, P. R. (1959): Einführung in die Sozialpsychologie. Stuttgart.

Illberg, G. (1904): Soziale Psychiatrie. In: *Soziale Psychiatrie. Monatsschrift für soziale Medizin,* 1, S. 321 – 328.

Jacobi, F.; Höfler, M.; Strehle, J. u. a. (2014): Psychische Störungen in der Allgemeinbevölkerung. Studie zur Gesundheit Erwachsener in Deutschland und ihr Zusatzmodul psychische Gesundheit (DEGS1-MH). In: *Nervenarzt,* 85, S. 77 – 87.

Keupp, H. (2007): Normalitätät und Abweichung. Vortrag bei der bundesweiten Fachtagung Erlebnispädagogik am 6. – 8. September 2007 in Freiburg. In: www. www.ipp-muenchen.de/texte.

Klosterkötter, J.; Maier, W. (2017): Handbuch Präventive Psychiatrie. Stuttgart.

Luhmann, N. (1996): Die Realität der Massenmedien. Opladen.

Lütz, M. (2009): Irre. Wir behandeln die Falschen. Unser Problem sind die Normalen. München.

Meisenzahl, E.; Oepen, G: (2013): Prävention in der Psychiatrie. Was ist gesichert – was ist Mythos? In: *Bayrisches Ärzteblatt,* 9, S. 408 – 413.

Menninger, K. (1968): Das Leben als Balance. München
Mezzich, J.; Jorge, M.; Salloum, I. (Hg.) (1994): Psychiatric Epidemiology. Baltimore und London.
Pedersen, C. B. u. a. (2014): A comprehensive nationwide study of the incidence rate and lifetime risk for treated mental disordes. In: *JAMA*, 71, 5, S. 573 – 558.
Peters, U. H. (2000): Lexikon Psychiatrie, Psychotherapie, medizinische Psychologie. München.
Pschyrembel (2011): Klinisches Wörterbuch. Berlin.
Redlich, F. C. (1957 / 1967): Der Gesundheitsbegriff in der Psychiatrie. In: Mitscherlich, A.; Brocher, T.; von Mering, O. (Hg.): Der Kranke in der modernen Gesellschaft. Köln, S. 88 – 110.
Roelcke, V. (2012): Ernst Rüdin – renommierter Wissenschaftler, radikaler Rassenhygieniker. In: *Nervenarzt,* 83, S. 303 – 310.
Roessler, W.; Ajdacic-Gross, V. (2014): Prävention psychischer Störunge. Konzepte und Umsetzungen. Stuttgart.
Seitz, H. (1985): Was bedeutet »Ver-rücktssein« in den Massenmedien: Devianz oder unauslöschliches Stigma? Eine empirische Untersuchung der Berichterstattung über »abnorme Rechtsbrecher« in den Wiener Tageszeitungen. Wien.
Sorte, L.; Langner, T. S.; Michael, S. T.; Opfer, M. K.; Rennie, T. A. C. (1962): Mental health in the Metropolis (Midtown Manhattan Study). New York.
The National Association for Mental Health (1971): Mind Manifest. In: *Mental Health,* 1, S. 3 – 8.
Welt-Gesundheitsorganisation (div.): Internationale Klassifikation der Diagnosen der WHO (8. – 10. Fassung). Bern.
Wewetzer, H. (2013): Gefährlicher Wahn. In: *Der Tagesspiegel* vom 21. August 2013.
Wing, J. (1972 / 2010): Reasoning about Madness. New Brunswick und London.